护理院业务与管理丛书

护理院职责制度

主　审　邓德金

总主编　张秀花

主　编　许　俊

科学出版社

北　京

内 容 简 介

本书共分 10 章，内容包括护理院相关的总论、行政岗位职责与制度、医疗岗位职责与制度、医技岗位职责与制度、护理岗位职责与制度、感染控制岗位职责与制度、后勤岗位职责与制度、财务岗位职责与制度、医疗告知、预防保健及相关管理制度等。本书根据多年的管理实践经验，结合护理院实际编写，力求为养老护理的投资者、管理者、从业者提供一本系统的、全面的、内容丰富的参考教材。

本书适合护理院及各类养老机构的院长、管理人员、专业人员及其相关人员参考使用。

图书在版编目（CIP）数据

护理院职责制度 / 许俊主编. —北京：科学出版社，2020.11
（护理院业务与管理丛书）
ISBN 978-7-03-066829-5

Ⅰ. 护… Ⅱ. 许… Ⅲ. 护理—规章制度 Ⅳ. R47

中国版本图书馆 CIP 数据核字（2020）第 221047 号

责任编辑：王海燕 纳 琨 / 责任校对：张 娟
责任印制：李 彤 / 封面设计：吴朝洪

科学出版社 出版
北京东黄城根北街 16 号
邮政编码：100717
http://www.sciencep.com

涿州市般润文化传播有限公司 印刷
科学出版社发行 各地新华书店经销

*

2020 年 11 月第 一 版 开本：787×1092 1/16
2022 年 6 月第三次印刷 印张：12
字数：304 000
定价：68.00 元

（如有印装质量问题，我社负责调换）

编者名单

主　审　邓德金

总主编　张秀花

主　编　许　俊

副主编　陈　飞　管红波

编　者　（按姓氏笔画排序）

　　　　帅晓建　朱骅青　许　俊　陈　飞

　　　　徐建秀　蒋　为　管红波

常言道，"百善孝为先"。中国孝文化源远流长，是中华传统文化的精髓。它深深扎根于古老而文明的中华大地，影响深远。我国自1999年步入老龄社会以来，人口老龄化快速发展，截至2019年末，我国60周岁以上人口达到25 388万人，占总人口的18.1%，其中65周岁以上人口17 603万人，占总人口的12.6%。据测算，到2050年，中国将进入重度老龄化阶段，60周岁以上人口数量将达到峰值4.87亿人。我国是世界上老龄人口最多的国家，人口老龄化及养老问题已经成为党和国家高度重视、社会各界普遍关注的重大民生问题。党的十九届四中全会强调，要积极应对人口老龄化，加快建设居家社区机构相协调、医养康养相结合的养老服务体系。鼓励社会力量针对老年人健康养老需求，通过市场化运作方式，举办医养结合机构及老年康复、老年护理等专业医疗机构。

2005年，中国老龄事业发展基金会提出实施"爱心护理工程"，建设医养结合的"爱心护理院"。2006年，全国人民代表大会通过的"十一五"规划纲要，把"实施爱心护理工程，加强养老服务、医疗救助、家庭病床等面向老年人的服务设施建设"列入积极应对人口老龄化的工作重点。"爱心护理工程"实施以来，逐步在全国各地建立了近800家为高龄失能老年人提供专业护理和临终关怀服务的"爱心护理院"，为老年人创造良好的养老和生活环境，很好地践行了"帮天下儿女尽孝，给世上父母解难，为党和政府分忧"的初心，取得了很好的社会效益。

作为对全国爱心护理工程开展以来的理论和实践经验的全面总结，中国老龄事业发展基金会联合部分院校和科研院所的专家学者、社会企业、养老护理行业的经营管理者深入开展调查研究，认真总结实践经验，并加以系统化、理论化提升，编撰了这套"护理院业务与管理丛书"，为全国各地开展医养结合业务的机构在运营管理、医疗、护理、康复及生活照护等各专业领域提供了从理论到实践的指导，也可以作为教材广泛应用于养老护理人才培训工作中，对促进养老护理机构运营管理的规范化、标准化，提高专业医护人员的技能水平和综合服务质量都具有很好的指导意义。

我国医养结合事业需要长期探索、总结和提高。希望本套丛书的编撰者坚持实践、认识，再实践、再认识，不断总结实践经验，力争为读者提供更好的护理知识。

全国人大常委会原副委员长 顾秀莲

前　言

管理得当、制度健全是企业成功的关键，经营好护理院，离不开科学的管理，更离不开好的制度。护理院里多为失能与半失能的老人，很多老人无法表达自己的需求，甚至无法表达自己的痛苦。如何让老人在护理院走完人生的最后一程，并享有像儿女一样的亲情照护，这就需要护理院的工作人员尽职尽责，按规章制度从业。目前，对于如何办好护理院，管理好"医养结合"型养老机构，国内尚没有系统的针对性、实践性、指导性较强的系列教材。原国家卫生部于 2011 年 3 月出台了《护理院基本标准（2011 版）》，此后的近十年间在国家层面陆续出台了一系列促进养老业发展的利好政策，这些都需要热心于养老事业的管理者及从业者，去研究、去探索、去思考、去实践。早在十多年前就从事医养结合养老业的探路者，也是领路人的苏州福星护理院原院长邓德金老先生，曾首开先河，大胆探索，在 2012 年领衔编写了"爱心护理工程系列丛书"，首次从实践到理论，为广大养老从业者解决了养老护理院相关的问题，如岗位设置、专业技术及操作规范等。受邓德金老先生的启发，我们作为专业从事养老护理院和"医养结合"型养老服务的集团化公司，有责任、有能力、有义务为我国的养老事业做出自己的贡献。

本书根据我们多年的管理实践经验编写而成，结合护理院实际，取古今中外的职责制度之精华，为有志于养老护理的投资者、管理者、从业者提供一本系统的、全面的、内容丰富的教材，是一本有实用价值的参考书，是一把打开制度化管理的钥匙。

制度是刚性的，而人是有温度的，如何把职责制度的作用发挥好、落实好，关键还是要靠人。

《护理院职责制度》是护理院业务与管理丛书之一，全书共分 10 章，主要针对护理院各级各类人员的岗位职责和规章制度编写，内容包括护理院行政岗位职责与制度、医疗岗位职责与制度、医技岗位职责与制度、护理岗位职责与制度、感染控制岗位职责与制度、后勤岗位职责与制度、财务岗位职责与制度、医疗告知、预防保健及相关管理制度等。本书在编写过程中，曾参考和引用了部分国内外文献和资料，在此一并向所有帮助本书编写和出版的朋友表示诚挚的感谢！特别要致谢邓德金先生和张秀花博士对本书编写工作的辛勤付出和悉心指导，使本书得以顺利完成和出版。

由于编者的工作经验和水平有限，在编写过程中难免有不足之处，恳请各位同仁指正。

上海申丞医疗集团副总裁　许　俊

目　录

第 1 章

总 论

第一节 概 述

自文明社会出现以来，制度就存在了，制度的出现意味着人类社会从无规则过渡到有规则，这些规则的出现就是为了使一个人、一个群体、一个社会按照一定方式从事自己的活动，也就是说使自己的行为制度化。人类何以要约束管制自己的行为及怎样约束管制自己的行为，这涉及对制度的本质及其功能的理解。

护理院岗位职责和规章制度建设是护理院管理的重要内容。护理院是为患者尤其是老年患者提供长期医疗护理、康复促进、临终关怀等服务的医疗机构，是医疗服务体系的重要组成部分，建章立制，实行科学化、制度化、规范化、精细化管理，可以使员工人有守则、事有章程、言有依据、行有规约，对保证护理院各项工作任务的完成、提高工作效率和效益都具有十分重要的意义。

一、定义

（一）岗位职责

所谓岗位职责是指一个岗位需要完成的工作内容及应当承担的责任范围，是一个具象化的工作描述，可将其归类于不同职位类型范畴。岗位是组织为完成某项任务而确立的，由工种、职务、职称和等级等性质组成，必须归属于一个人。职责是职务与责任的统一，由授权范围和相应的责任两部分组成。

（二）规章制度

所谓规章制度是用人单位制定的组织劳动过程和进行劳动管理的规则和制度的总和，也称为内部劳动规则，是企业内部的"法律"。

1. 制度 制度是有关单位和部门制定的要求所属人员共同遵守的准则，是对某项具体工作、具体事项制定的必须遵守的行为规范。制度实际上是一种规则体系，这种规则体系设置出来是协调人们之间的交往关系，将自由主体的行为限制在既定的框架当中，简单地说，制度安排就是规定自由主体的活动空间和范围。被视为制度经济学创始人的美国经济学家康芒斯，在其《制度经济学》一书中，把制度解释为"集体行动控制个体行动"。

2. 制度的本质 制度的本质可以归纳为以下两个方面。

（1）制度是一种行为规则和活动空间、范围：它不仅约束人们的行为，又为人们提供了其可以自由活动的空间。换句话说，制度不仅告诉人们不能做什么、禁止做什么，同时也告诉人们可以选择地去做什么，这两种作用是同等重要的。

（2）制度是一系列权利和义务或责任的集合：这是从另一个角度来界定制度的行为约束和活动空间的双重作用。一套制度安排的核心就是各类人的不同权利及其相对称的义务的总和，权利实质就是规定人们的行为规则和活动空间，义务则是行使权利的约束和责任。无权利人们也不承担义务，无义务人们将滥施权利，两者均将导致制度的毁灭。

总之，制度是被制定出来保障和约束人们行为力求价值最大化的准则、规则体系。把人类行为规范化、有序化、确定化，这就是制度的一般本质。

3. 制度的理念　制度广泛存在于社会之中，尽管各类制度形式千差万别，但从其形成来看，都是建立在某一种理念基础之上的，可以说，理念对制度至关重要，相当于精神对人的作用。理念与制度的关系，不仅表现在观念规定制度，而且表现在制度确立后对规定自己的观念也给予极大的强化。理念得到制度的强化便意味着某种普适性，国家依据它发展，个人遵从它生活，凡是与它相吻合的都会得到褒扬，与它相背离的都会受到贬抑。制度对理念强化越成功，其稳定性就越大，对社会发展进程的制约也就越大。

4. 制度的基本功能　设立制度，为的是调节行为、规范关系，形成稳定的社会秩序和统一的社会力量，促使现实向人们希望的方向发展。

（1）制度的约束功能：制度的约束表现在它规定人们能做什么、不能做什么，该怎样做、不该怎样做，从而划定了一条行为的边界。这条边界标志社会共同认可的行为准则，各行各业都有自己的规则，政治、经济、文化和日常生活种种规则纵横交错，构成一个内在联系的网络，通过各种组合确定现实的人从事活动的社会空间。

（2）制度的激励功能：制度的激励功能指其对社会成员某种行为的鼓励和促进，规定人们行为的方向，改变人们的偏好，影响人们的选择。任何制度都有激励功能，不同的制度产生的激励效应不一样，因此，才有不同单位或同一单位不同时期，人们的价值观念、生活态度、工作学习积极性和创造性的不同，激励程度的大小差异，足以决定人性发展水平的高低，从而决定单位发展的快慢。因此，制度的激励功能事实上起到一种提供动力的作用，提供个体人性发展的动力源泉，促进单位员工的积极性、主动性、创造性和潜能的发挥。

（3）制度的塑造功能：在《社会科学大辞典》中，对制度化的解释是这样的："制度为人们提供了一定的行为模式，社会或团体力图用这些行为模式去模塑其成员；而社会或团体的成员则通过自己的行为去认识、验证、实践这些行为模式，当他们接受了这些行为模式和行为规范并付诸实践，以至在任何同类场合都以这种模式行事时，这套行为模式即被制度化了。"这其实就是讲的制度对人的塑造功能。

（4）制度的降本功能：制度可以调节利益冲突，降低交易成本。利益是社会发展的内驱力，人们所从事的一切活动都是为了他们的利益，人们在追求利益的过程中，必然会发生利益冲突。利益冲突有一种导致社会无序的倾向，其结果是市场交易成本增大，而制度则具有减少冲突、降低交易成本的作用。制度使日常生活中反反复复的讨价还价最少化；制度降低了交易费用，这一作用，是制度通过提供信息、提供监督实施机制和界定权利实现的。

二、职责制度在护理院管理中的作用及意义

（一）岗位职责的作用及意义

1. 岗位职责是指为实现护理院组织机构正常运行，达到管理目标而规定的岗位工作任务和

责任范围。它是岗位员工责任、权利与义务的综合体现，是员工在履行岗位工作中必须遵守的"基本法"，对规范员工职务行为，优化组织结构、强化管理措施，降低管理风险、提高运行效率有着重要的作用。

2. 岗位职责是规范员工职务行为，实现专业分工、保障组织机构高效运行的直接要素。岗位职责体现员工在从事具体职务活动中所享有的权利、义务和责任，详细、严格地规范了员工的工作任务和责任范围，实现了业务活动在不同岗位之间、相同岗位不同员工之间的专业分工，所有岗位职责的集合构成了护理院的业务执行范围。岗位职责的有效履行并通过部门整合运作，使护理院业务活动得以顺利开展，从而保证了组织机构的高效运行。

3. 岗位职责是强化经营管理措施，实现管理目标的基本依据。岗位职责是对岗位工作的内容和责任的基本规定，是工作执行标准的基本要求，是护理院进行量化考核、绩效评定、责任追溯的基本依据。护理院应以岗位职责为依据，建立以岗位责任制为中心的考核评价机制、约束激励机制等基础管理措施，以促进管理目标的实现。

（二）规章制度的作用及意义

规章制度是护理院管理中各种管理条例、章程、制度、标准、办法、守则等规范性文件的总称。它是以文字形式规定管理活动的内容、程序和方法，是护理院全体员工必须遵守的规定和标准，是护理院的内部"法律"，也是经营管理的基础。对保证护理院正常运营活动、提高管理水平有着重要的作用。

1. 规章制度是护理院安全运行的必备条件　其中"安全"是广义上的"安全"，安全的范畴和意义不仅在于生产安全，还在于经营安全、环境安全、社会安全和人的安全。从马斯洛的人类需求层次理论的衍生角度看，安全也是护理院运行最基本的需求和经营管理的首要目标。保障护理院安全运行最基本、最直接、最行之有效的方式，就是建立健全符合护理院经营管理要求和特点的各项规章制度。从经营活动到员工行为，从活动内容到行为方式，都进行科学、合理、有效的规范，满足护理院安全运行需要，保证护理院安全、有序运行。

2. 规章制度是护理院经营管理规范化的科学依据　现代化管理制度的建立进一步拓展和加强了单位规范化运作的广度和深度。规范化运作就是要求单位经营管理有章可循、有制可依，使组织和员工的行为均得到规范和制约。这就需要通过管理规范来确定每个层次、每个环节、每个部门乃至每个人的活动内容、活动方式、活动方法，使每个人、每项活动都有所遵循，目标和行动一致，形成一个科学完整统一的管理规范体系。

3. 规章制度是护理院提高运行效率的基本保障　随着护理院的不断壮大和持续发展，执行效率直接影响着管理运行效率，管理运行是否顺畅高效又制约着护理院执行的效率。规章制度的制定，一方面要能够在客观上准确反映出护理院经营管理需要，另一方面要能够满足护理院运行实际要求，最大程度上符合护理院利益诉求和目标，整体提高护理院经营管理效率。

4. 规章制度是护理院提高服务质量的重要保证　不断提高服务质量、提升服务内涵，是护理院经营管理的永恒主题和长期目标，要实现长期目标，使患者的生活质量、安全、服务得到保证，首先就是强化基础，建章立制，制定出能确保患者生活质量、安全和优质服务的规章制度，用制度去规范员工的服务行为、服务标准和质量标准，同样用规章制度去考核员工对质量、服务标准的执行情况，只有这样，才能在持续改进中得到不断强化和提升。

综上所述，规章制度、岗位责任制将成为护理院基础管理建设的重点工作，其中规章制度是岗位职责的基础，岗位职责是规章制度的实现方式。规章制度、岗位职责共同构建护理院坚实的基础管理架构,促进护理院基础管理工作更上一层楼。当然,再健全的规章制度、再细致的岗位职责,没有责任心去推动落实也难以实现其真正价值。因此,一方面要重视制度建设过程、岗位责任制落实过程的全员参与,使员工真正熟悉制度、掌握流程、理解岗位职责,切实感受到制度和职责在具体管理中的积极作用;另一方面要加强基础管理工作的评价手段,建立执行评价和效果评价为主要手段的考核评价机制,确保基础管理建设工作取得实效。

第二节　职责和制度的内容

一、岗位职责的内容

护理院具有养老与医疗并存的特殊性,各科室的岗位设置既要从整体上研究它的内在联系,又要研究各专业的特点和规律,突出专业化是设置护理院科室岗位和制定职责的重点。

制定岗位职责的目的是明确各岗位员工应当承担的工作任务、履行的职责和上下级关系,使每位员工知道该做什么、不该做什么、应当达到什么样的标准或要求、该对谁负责和该承担什么样的责任。

(一)管理类岗位职责

管理类岗位职责主要根据管理岗位设置情况而定,如院长、副院长、办公室主任、人事科长、科主任等负责人的岗位职责。现以行政管理为例加以介绍。

1. 院长办公室　是护理院的综合性行政办事机构,其主要职责范围包括:起草和接收各类行政公文,组织协调各科室工作,检查督办各项工作的落实,收集信息资料,组织行政会议,负责来宾接待,承担内部车辆、电话管理工作,负责领导临时交办的工作。有的护理院将人力资源管理也设在行政管理中。

2. 人事管理　负责全院的招聘、培训、薪金、绩效等制度的建立与实施。

3. 信息管理　负责全院各种信息数据的统计,负责计算机与网络的安全与运行,负责院内突发事件的报告,负责顾客的满意度调查及汇总工作、来信信访等制度的建立与实施。

4. 文书档案　负责起草护理院工作计划、总结、决议、报告、请示等文件;负责行政公文、公函的起草和审核工作;负责处理行政日常事务,为院领导部署工作、组织活动、出席会议等提供服务;负责会议、公文收发、档案管理、印章使用、车辆管理、接待标准等制度的制定与实施。

5. 安保管理　负责护理院安全、消防、环境卫生等制度的制定与实施。

(二)专业技术类岗位职责

专业技术类岗位职责是指如医疗类医生、护士,财务类以及其他医技类和其他专业技术职称系列岗位的职责。各专业技术职务可根据职称系列进一步分为高级、中级、初级专业技术职务岗位职责。如业务管理类:护理院的业务管理是全院的工作核心,全院的所有部门都要围绕业务管理部门进行平衡和协调。医务科和护理部是护理院重要的职能部门,在院长、主管副院长领导下,具体组织实施全院的医疗、护理工作,负责制定本院各种医疗、护理管理制度和年度工作计划。工作范围覆盖医疗管理、病案管理、医技管理、护理管理、生活照料等。

(三)工勤类岗位职责

工勤类岗位如护理员、厨师、水电工、门卫等。工勤类岗位亦可根据职业资格等级进一步划分出高、中、初级和技师级岗位职责。以后勤管理类为例。

后勤管理是指后勤人员采用各种管理手段与制度,高效率、高质量地进行保障工作,从而保证机构职能工作的顺利开展。工作范围覆盖水电气管理;安全消防管理;物资采购、验收、储存管理;设备维护与大修计划管理;设备操作规程制定与评审;食堂管理;膳食采购与验收管理等。

二、规章制度的内容

主要依据护理院实际工作需要制定出相应的规章制度和管理、服务规范。

(一)行政类规章制度

包括会议制度、人事管理制度、突发事件报告制度、值班制度、消防安全管理制度等。

(二)业务类规章制度

包括老人入住管理制度、健康评估制度、护理等级评估制度、交接班制度、转诊制度、医疗服务管理制度、护理服务管理制度等。

(三)后勤服务类规章制度

包括物品采购、验收、储藏制度、车辆管理制度、维修管理制度等。

(四)技术操作规程与标准

包括医疗服务诊疗规范、生活护理规范等。

(五)考核、评价、奖惩制度

包括月度、季度、年度考核管理办法与评价标准,员工奖励与处罚管理办法等。

三、建章立制的要求

(一)规章制度建设要切合实际

制度就是规则,规则要公平、公正、公开,宽严适度,合情合理,切合实际,尽可能体现人性化管理,易于被员工接受。过高提高管理要求,过分强调控制,会带来负面影响,影响员工的积极性和创新能力的发挥。既要把制度当作规范来建设,更要通过制度建设培养员工的自制能力,形成一种氛围、一种精神、一种文化,使组织机构的要求成为员工的自觉行为,达到员工自治与组织机构控制之间的最佳平衡。

(二)规章制度建设要不断创新

组织机构的发展是一个动态过程,规章制度建设也是一个动态过程,它需要随着宏观形势的变化和组织自身的发展变化而不断进行修改和完善。

制度创新是制度文明的生命,要长久地保持制度的先进状态,必须具备一整套的制度创新机制。制度创新内在地构成了社会进步的重要内核和着力支点,在社会的物质文明和精神文明的双向互动和协调发展中处于关键的中介与支配地位,没有制度规范的不断更新与调整,任何社会的全面持续发展与人性的进步都是不可能的。

制度创新能够调动自由主体的积极性,增强自主性,为人们自觉、自主、自愿地创造物质财富和精神财富的历史活动提供有利的社会环境。

制度创新能够促进生产力的发展,加速经济增长。制度是劳动力与生产工具之间的"黏合剂", 决定着资源配置效率和经济运行质量。

(三) 规章制度建设要以人为本

制度建设要了解员工、关心员工、体贴员工, 要认真对待每一个细节, 体现人文关怀, 只要认真, 就没有做不好的事情。一个好的制度能否落到实处, 员工是关键, 制度的贯彻要靠全体员工来实现。那么, 什么是"制度好"呢? 从根本上看, 好制度就是能够促进人自由全面发展的制度, 就是能够提升道德境界、展现人的力量、表现人的自由、让人获得内在丰富性的制度安排, 所以, 制度的建设一定要从大处着眼, 从小处着手, 要以人为本。

(四) 规章制度建设要简明扼要

规章制度可简、可繁, 但并不是越多越好、越复杂越好, 一切应以满足护理院实际工作需要为度。简明扼要、通俗易懂的规章制度更容易被员工理解、接受和执行。规章制度应尽可能具体化和量化, 使职责、任务更加明晰, 便于操作。

（许　俊）

第 2 章

护理院行政岗位职责与制度

第一节 概　　述

一、定义

（一）行政

行政是指一定的社会组织，在其活动过程中所进行的各种组织、控制、协调、监督等活动的总称。从国家层面看，行政是指所有国家职能，但不包括立法、审判、检察功能，也可以理解为国务院的全部职能。

（二）党务

党务是指政党内部事务，即围绕中国共产党的建设而进行的一系列具体的党内管理活动，包括党的组织工作、宣传工作、纪律检查工作等。具体内容包括党员发展、党员教育、党员管理、党的纪律检查、党内监督、党的组织宣传等。就护理院而言，医德医风建设、卫生行风建设也是党务工作的重要内容。

二、行政的内容

行政是护理院为实现其功能任务所必不可少的手段，行政的内容主要体现在管理、协调、服务 3 个方面，其中管理是主干，协调是核心，服务是根本，行政管理的实质就是服务。护理院的行政管理主要包括六大模块。

（一）制度计划管理

制订规章制度和工作计划，对制度计划执行的情况进行检查，并不断加以改进。

（二）会务外联管理

会议管理、活动管理、对外联系、党团工会妇联工作等。

（三）文书资料管理

文件印制、印鉴管理、档案资料管理、图书管理、资质办理、法人证书管理等。

（四）信息医保管理

医院信息系统管理与医保管理等。

（五）人事财务管理

人事管理、绩效管理、财务管理等。

（六）物资安保管理

车辆管理、安全保卫管理、食堂管理、资产管理、后勤管理、药品管理、试剂管理、医药耗材管理等。

第二节　院长及副院长职责

一、院长职责

1. 负责护理院的全面工作，包括医疗、护理、人事、财务、总务、设备等。

2. 根据党和国家的方针、政策、法律、法规等制订本院发展规划、年度工作计划，并组织实施。定期检查、总结，并向决策层报告。

3. 负责督促检查行政、医疗、护理、后勤、财务等工作的落实情况。定期深入病房，采取积极有效的措施，不断提高医疗护理质量。狠抓核心医疗制度的落实，严防差错事故的发生。

4. 主持院内有关会议，听取各部门、科室汇报，并布置工作。

5. 教育职工树立全心全意为患者服务的思想，在全院树立尊老敬老的良好风尚，不断改进医德医风，改进服务态度。

6. 根据国家人事制度，任免中层干部。负责工作人员的奖惩、调动及聘用等工作，负责护理院的薪酬发放。

7. 是护理院安全生产第一责任人，高度重视安全工作，包括医疗安全、消防安全、财务安全、感控安全、设备安全、重点岗位安全、精麻药品安全等。

8. 加强对后勤工作的领导，审查物资供应计划，检查财务收支情况，审查预决算，关心职工生活。

9. 重视公共关系，积极主动地与有关部门联系，争取社会对护理院工作的支持。接受上级部门下达的工作任务。及时研究处理人民群众对护理院工作的意见。

10. 因事外出或缺勤时，指定一位副院长代理院长职务。

二、行政副院长职责

1. 在院长领导下，分管全院的行政和总务后勤工作。

2. 负责拟定护理院各项行政规章制度，并经常检查执行情况。

3. 负责制订分管部门的年度工作计划，并组织实施，定期督促检查，保证计划能够完成。

4. 督促总务部门及时为医疗一线提供所需的各种物品，全心全意为临床服务。负责基建、维修、固定资产管理等工作。

5. 负责本院治安、保卫工作，严防事故发生。经常组织后勤、保卫人员对全院的安全生产情况进行检查，发现问题立即整改。

6. 勤俭节约，减少浪费，着力提高全院工作人员的生活福利。

7. 负责全院的人事及绩效考核工作。

8. 做好护理院绿化工作，组织爱国卫生活动，搞好环境卫生。

9. 完成院长布置的其他工作任务。

三、业务副院长职责

1. 在院长领导下，负责全院医疗、教学、科研工作，涉及医疗、护理、医技、药剂、健康教育、预防保健等方面。

2. 主持制订并不断完善护理院的医疗业务管理制度，并采取措施，确保这些制度能得到执行。

3. 负责制订分管领域的年度工作计划并组织实施，定期检查、督促。

4. 对医疗业务部门和临床医技科室经常进行检查，发现问题及时处理，保证医疗工作正常有序开展，不断提高医疗护理质量。

5. 掌握重危、疑难、特殊住院患者的情况，必要时组织院内、外会诊及抢救。

6. 深入临床一线，征求患者意见，督促医护人员不断改进服务工作。

7. 重视人才建设。制订全院继续教育计划，并组织落实。负责护理院临床科研工作。

8. 督促、检查所管辖科室的工作计划和质量目标的完成情况。

9. 加强与市内各兄弟单位的联系，组织接受主管部门的检查考核。

10. 完成院长布置的其他工作任务。

第三节　党支部职责

一、党支部书记职责

1. 主持护理院党支部全面工作。召集党支部会议，研究决定护理院重大问题。制订发展规划、党支部年度工作计划，并负责组织实施。认真贯彻执行上级指示，保证党的路线、方针、政策得到全面贯彻落实。

2. 负责党的思想建设、作风建设、组织建设、党风廉政建设，重点抓好领导班子的自身建设，组织院党支部中心组的学习，召开民主生活会，做好领导干部的思想政治工作。

3. 坚持党管干部、党管人才的原则，了解干部队伍和人才状况，主持党政联席会议研究干部任免，把好用人关。

4. 负责护理院文化建设，坚持以人为本，弘扬传统文化，在护理院树立尊老敬老的良好风尚，处处关爱老人，构建和谐护理院。

5. 负责护理院宣传工作，坚持正确的办院方向，保证护理院健康、可持续发展。

6. 负责职工思想政治工作，加强职业道德建设，加强廉政建设，抵制各种形式的商业贿赂，树立以患者为中心的宗旨和全心全意为人民服务的理念。

7. 对党支部一班人进行合理分工，坚持民主集中制，及时调处工作中的矛盾。

8. 协调院内党、政、工、团、民主党派之间的关系，充分调动其积极性。

9. 做好组织发展工作，吸收、审查、鉴定党员。

二、党支部副书记职责

1. 协助党支部书记完成各项党务工作。

2. 根据支部分工完成相关党务或行政工作。

3. 党支部书记缺勤时，受党支部书记或上级党委委托，主持护理院党支部日常工作。

三、纪检书记职责

护理院党组织属于党委建制的，可配纪检书记1名；属于党支部建制的，原则上党支部有1名支部委员分管纪检监察工作。

1. 在上级纪委和院党委的领导下，主持院纪检工作，组织贯彻执行党的路线、方针、政策。

2. 维护党的章程和党内法规，监督检查党的路线、方针、政策和决议在医院的贯彻执行情况。

3. 协助党委抓好党风党纪、廉政建设、医德医风建设工作，对领导干部进行党风廉政教育及遵纪守法教育；对党员进行党的基本知识、党章、党内法规条例的学习教育。

4. 根据工作需要负责主持纪检会议，对纪检队伍建设、思想建设和作风建设负领导责任。

5. 积极开展纪检监察工作。认真落实上级纪检监察部门的指示精神，主持制订纪检工作计划，并组织实施。

6. 组织有关人员做好对违纪案件的查处工作。主持受理党员、群众的申诉、举报，接待来访人员，处理重要来信。

7. 深入实际，调查研究，掌握纪检监察工作情况，及时给予正确指导。

8. 参加护理院党委会议，参与护理院重大问题的决策及对中层干部的考核、任免、奖惩等。

9. 完成院党委和上级纪检监察机关交办的事项。

四、党委办公室主任职责

护理院党组织属于党委建制的，可设党委办公室，配主任1名；属于党支部建制的，原则上不设支部办公室。

1. 组织、安排院党委召开的各种会议，并认真做好记录。

2. 及时传达院党委的指示、决议，并检查贯彻执行情况。

3. 负责草拟党委的决议、工作报告、计划、总结及其他有关文件。

4. 检查各党小组、各科室贯彻执行党的路线、方针、政策和院党委决议的情况，并及时向党委主要领导汇报。

5. 协助党组织主要领导联系工会、共青团、妇联、民主党派工作。

6. 根据党组织的要求，深入实际，调查研究，及时向党组织提出改进工作的意见或建议。

7. 安排全院的政治学习和思想政治教育活动。

8. 负责护理院宣传工作，经常向报刊、电台、电视台投稿，宣传报道护理院的医疗技术和医德医风情况。

9. 负责入党积极分子的培养、教育、考察和党员发展的具体工作。

10. 管理党组织印章、文书档案和机要文件。

11. 承担党组织交办的其他工作。

第四节   办公室管理制度

一、办公室主任岗位职责

1. 在院长领导下，负责全院的文秘、行政管理工作。

2. 安排全院性的各种会议，做好院长办公会及院行政例会的组织工作，并做好会议记录。

3. 负责起草护理院的工作计划、规划、总结，草拟上报的文件、报告等。

4. 组织协调拟定护理院各项规章制度。督促检查各项规章制度及院办公会决议的执行落实情况，向院领导进行汇报。

5. 负责文件的收发、登记、传阅、归档、保管、利用等工作，及时处理上级来文及各科室请示汇报的事项，必要时上报院领导批阅。

6. 围绕护理院重点工作开展调查研究，经常深入科室，了解职工的思想，了解患者对护理院工作的建议和要求，及时向领导反映，为领导决策当好参谋助手。

7. 做好印鉴、文印、对外联系、车辆管理等工作。做好群众来访接待和来信处理工作。

8. 负责组织本科室人员政治学习、业务学习。

9. 做好来客接待工作。

10. 负责协调各职能科室，共同完成全院性工作。审核各职能科室以护理院名义发出的各种文件，力求文字通顺，符合公文规范。

11. 承办院领导交办的其他工作。

二、办公室规章制度

1. 办公室在院长的直接领导下开展工作，办公室工作人员须严格遵守护理院各项规章制度，履行各自的岗位职责。

2. 办公室工作人员要清正廉洁，大公无私，按原则办事，按规矩办事。

3. 加强与各职能科室的协调、与临床各科室的协调，牢固树立为临床一线服务的理念，深入各科室了解情况，听取反映，改进工作。

4. 办公室工作人员必须着装整洁，行为端庄。上班时间内不做与工作无关的私事。禁止喧哗、说笑、打闹。爱护各项设施，自觉维护工件场所卫生，不做任何有损护理院形象的事。

5. 严格遵守劳动纪律，不迟到、不早退、不无故缺勤，坚守工作岗位。

6. 加强自身建设，办公室每周召开一次例会，总结上周工作，研究本周工作，每季有小结，年终有总结。

7. 严守保密纪律，不该问的不问，不该说的不说，不该看的不看。

8. 加强团结，同心同德，步调一致，共同做好办公室工作。

三、会议制度

（一）会议类型

1. **党政联席会**　由党支部书记主持，参加对象为护理院党支部书记、副书记、纪检书记、院长、副院长。讨论研究护理院的重大事项，并做出决定。

2. **院周会**　由院长主持，院领导、各科负责人及护士长参加。每周 1 次，传达上级指示，小结本周工作，布置下周工作。

3. **科务会**　由科室主任主持，科室人员参加，每月 1 次。检查各项制度的执行情况和工作人员履职情况，总结并布置工作。

4. **护士长例会**　由护理部主任主持，各护士长参加。每周 1 次，传达上级指示精神，总结并布置工作。

5. **科室晨会**　由科室主任主持，每天早晨上班后即举行。内容一是医护交班，二是科室主任、护士长简要布置工作。

6. 全院职工大会　由院长主持,全院职工参加。

7. 患者座谈会　由病区护士长召集,患者或其家属代表参加。一般每月 1 次。内容是征求住院患者或其家属对护理院的意见。

（二）会议组织

会议的发起人负责会议的组织、善后、会议记录、材料归档等工作。

全院性质的会议由院办公室负责组织,并负责会议记录及相关材料的归档。重要的会议会后还需发会议纪要,由院长签发。

（三）会议纪律

1. 各种会议实行签到制,参会人员提前 5 分钟到场。

2. 参加各种会议不得迟到早退,不得无故缺席。因特殊原因不能参会者,须提前向组织者办理请假手续。因故需提前离开会场者,需向组织者报告,经同意后方可离开。

3. 会议期间需将手机设置到静音震动状态。因工作原因确需接听电话者,要离开会场,不得干扰会场秩序。不得在会场内随意走动。

4. 参会人员不得出现打瞌睡、交头接耳等不文明行为。

5. 不得看与会议无关的材料,包括书、报刊等,不得做与会议无关的事情,不准将无关人员带入会场。

6. 保持会场清洁,禁止吸烟、随地吐痰和乱丢杂物等。

7. 会议组织者负责维持会议纪律,对严重违反者给予处罚。

四、总值班制度

1. 总值班参加对象为各职能科室负责人,院领导轮流带班。

2. 值班人员负责处理非正常办公时间的行政、医疗和其他临时性事项,及时传达、处理上级紧急通知,负责院内各类突发事件的汇报和应急处置。

3. 值班者须保持值班电话和个人电话通畅。值班人员应在岗在位,不得擅离职守。

4. 遇到下列问题时,应立即向院领导请示汇报。

（1）接到上级紧急通知。

（2）院内发生重大突发事件。

（3）出现了值班者难以解决的重要问题。

5. 值班者签收并临时保管公文。承接并做好办公时间内未做完的工作。

6. 值班人员需认真填写行政值班记录,将值班期间发生的事情及处理经过、处理结果予以记载。重要事项第二天需向有关领导汇报。

7. 院办公室负责编排值班轮转表,值班人员应按轮转表顺序值班。如因特殊原因需调整者,应报经院办公室同意后方可进行调整。

五、请示报告制度

凡有下列情况,护理院工作人员必须及时、逐级向科室领导、总值班及院领导请示报告。

1. 发生医疗事故、医疗差错、较重大的医患纠纷。

2. 短期内多名住院患者突然死亡，或住院死亡而家属联系不上。

3. 院内发现国家法定传染病流行，或发生突发性公共卫生事件，或是一定范围的食物中毒。

4. 发现住院患者自杀或有自杀倾向。

5. 新技术、新疗法和院内制剂首次在护理院临床应用。

6. 重要医疗设备损坏，较多药品丢失，成批药品失效或变质。

7. 发生安全事故，水、电、气供应异常，火灾、爆炸、医用气体泄漏等。

8. 修订护理院规章制度、技术操作规范。

9. 重大经费开支，签订重要经济合同、业务协议。

10. 副主任医师以上人员和中层干部因公出差、因私请假。

11. 严重违反医德医风和严重违反法纪、违反医院规章制度的人和事。

12. 其他应当报告的情形。

六、护理院院务公开制度

（一）院务公开的基本内容和范围

1. 院内公开

（1）护理院的重大决策，包括发展规划、计划、经济目标等情况。

（2）护理院经营状况，包括业务收入、经济效益、资产负债情况。重要的经济活动事项如药品器械采购计划及招投标情况、基建项目和大型设备的招投标情况等。

（3）干部队伍建设情况，包括领导干部廉洁自律、民主评议干部、干部考核及选拔任用情况等。

（4）人事管理，包括工作人员的录用解聘、职称评聘、奖惩事项等情况。

（5）职工的工资福利，包括分配制度改革方案、全院公共福利待遇等情况。

（6）廉政建设、反商业贿赂和行业不正之风整治情况。

（7）医疗质量管理情况。

（8）其他需要公开的内容。

2. 对患者及社会公开

（1）依法执业情况，如医疗机构执业许可证、民办非企业登记证书、营业执照等。

（2）开设的临床和职能科室名称，开放的床位数，空余床位数等。

（3）工作人员持证上岗，服务标牌应有科室、姓名、职务、职称、工号。

（4）加强医德医风建设的有关规定。

（5）护理院服务规范和服务承诺。

（6）医疗护理服务项目价格、药品价格、住院患者费用"每日清单"。

（二）院务公开的基本形式

1. 设立院务公开栏，张贴有关资料。

2. 利用显示屏滚动播放相关内容。

3. 利用护理院网站发布信息。

4. 在护理院设立举报箱、意见箱、举报电话。

5. 通过院内会议对内公开，主要通过院务会、院周会、科室主任例会、职工大会、职工代表大会、职工座谈会等形式通报院内重大事项。

6. 通过患者座谈会向患者通报护理院的有关情况。

七、保密规章制度

1. 护理院办公室负责全院的保密工作。

2. 各级领导干部要重视保密工作，要结合护理院实际经常在员工中进行保密教育，提高他们对保密工作重要性的认识。

3. 护理院应当保密的主要内容

（1）上级已定密的文件、资料、领导人的重要讲话。

（2）有保密性质的报刊、电话记录、录音录像、来信、来访笔录。

（3）党政联席会议记录、院长办公会记录、民主生活会记录和其他重要会议记录。

（4）职工的人事档案。

（5）住院患者信息。

（6）医院独家研制的院内制剂或新技术、新方法。

（7）护理院发展规划、财务报表、重要的基建图纸资料。

（8）其他需要保密的事项。

4. 在宣传报道和撰写论文时，对某些不宜公开的技术秘密和数据作者要自觉做好保密工作，特殊情况需经办公室同意后方可发稿。

5. 参加不准记录的会议，与会人员不得记录和录音。不得以任何形式对外泄露需要保密的会议内容，不在其他人面前谈论党、国家和护理院的秘密。不得擅自复印有密级的文件。

6. 机要文件保管人员、档案及其他涉密人员要严格按照保密规定办事。自觉保守党、国家及护理院的秘密。不该说的机密不说，不该看的机密不看，不该问的机密不问。

7. 对文件的收发、分送、传递、借阅、移交、销毁等各个环节，严格管理，防止泄密事件发生。

八、档案室规章制度

（一）档案归档立卷

1. 各职能科室于每年 3 月底以前将上年度需归档的原始档案材料移交院办公室，并填写"护理院原始档案资料移交记录表"。

2. 档案管理人员对各部门移交的文件资料认真整理，按《机关文件材料归档范围和文书档案保管期限规定》（国家档案局令第 8 号）要求，立卷归档。档案管理员在每年 5 月底以前完成上年度的档案立卷归档任务。

3. 归档的文件资料按年度分别立卷。立卷必须核对归档文件的完整性、准确度，对存在缺陷的文件资料要责成相关人员收集齐全后再行立卷归档。

4. 归档文件应符合国家有关档案管理的要求，目录清楚、字迹工整、图样清晰，不得使用铅笔、圆珠笔、纯蓝墨水笔书写归档文件资料，采用复写纸复写的资料不得作为档案资料保存。

（二）档案复印

1. 要复印档案室的文件，需填写"档案复印申请表"，经院办公室主任批准后方可复印。

2. 下列重要内容在复印时，需经院行政副院长批准。

（1）上级文件中标有"秘密""机密"字样的。

（2）涉及本院运行的核心数据。

（3）其他应当保密的内容。

3. 借出的档案不得擅自复印，必须复印时需履行审批手续。

4. 复印份数要严格把关，对复印中的次品应当即销毁。

（三）档案库房管理

1. 按专业类别保管档案，做到档案存放条理化、排列系统化、保管科学化，以利于档案的管理与使用。

2. 坚持预防为主、防治结合方针，切实做好档案"十防（即防盗、防水、防火、防潮、防尘、防鼠、防虫、防高温、防强光、防泄密）"工作，确保档案完整安全。

3. 加强库房基础设施建设，逐步购置先进设备，改善库房管理条件。采用先进科学技术，实行科学管理。

4. 库房的温度、湿度应尽可能符合国家标准，管理人员每天上、下午各检查 1 次。

5. 库房管理人员要每天打扫卫生，每月 2 次清理档案柜卫生。发现有字迹褪变和纸张破损的案卷，要及时进行抢救。

6. 不准在库房内吸烟，不准在库房内使用大功率电器如电炉、电热水器、微波炉、电磁炉等。严禁在库房内自炊。

7. 院办公室主任负责全院的档案管理工作。

（四）档案借阅

1. 护理院档案主要供本院使用。院外单位或个人需查阅时，应持介绍信经院办公室主任同意后方可查阅；重要内容需经办公室主任报经分管院领导同意后方可查阅。

2. 查阅档案时，由查阅人认真填写档案查阅登记簿。登记簿栏目包括查阅时间、查阅人单位或科室、姓名、拟查阅内容、批准人签字、档案管理人签字等。

3. 查阅档案只限于申请查阅的相关内容，其他无关内容不得查看。任何人不得擅自将档案、资料带出档案室。

4. 如因工作需要借出档案时，需要办理借阅手续，用完后按期归还，不得转借他人使用。对所借的档案资料要妥善保管，不得私自拆毁、涂改、对外扩散、丢失。

（五）档案保密

1. 未经档案管理人员同意，任何人不得随意进入档案室。

2. 未经批准，任何人不得将档案带出档案室，档案内容不得私自摘抄、复印和随意传播。

3. 档案管理人员应经常检查档案室和档案的安全，发现问题及时向领导报告，并认真处理。每天下班前一定要关门、关窗、关柜、关电，散落在外的案卷要装入柜内。重要的档案要装入专柜并加锁。

4. 档案管理人员要严格遵守国家的保密规定，严守机密。在调换工作时，对所保管的档案要办理移交手续。离职后对所了解的机密情况，不得泄露。

（六）档案统计

1. 建立科学完善的档案统计制度，认真做好统计工作。

2. 统计工作包括以下内容。

（1）档案工作基本情况统计年报（要求上报的）。

（2）各类档案库存量统计和每年立卷情况统计。

（3）档案借阅工作量统计，包括利用效果统计。

（4）档案资料密级和保管期限统计。

3. 统计工作必须以原始记录为依据，遵循适用、统一、简明和科学的原则，做到及时、准确、全面、持之以恒。

（七）档案的鉴定与销毁

1. 档案的鉴定、销毁工作必须有组织、有计划地进行。在院办公室主任的主持下，由院分管院领导、办公室主任、档案管理人员组成档案鉴定、销毁工作领导小组，负责档案的鉴定、销毁工作。

2. 对过期的档案要认真进行鉴定，确无保存价值或保管期已满的档案，可确定销毁。

3. 经过鉴定，需要销毁的档案，必须编制《档案销毁清册》，经院分管领导批准后，方可销毁。

4. 在指定地点销毁档案时，负责监销的人员应不少于 2 人，监销人员必须在销毁清册上签名盖章，并注明销毁方式和日期。

5.《档案销毁清册》要妥善保管，并长期保存。

九、办公室文书规章制度

(一) 公文的收文处理

1. 外来文件、来函由文秘签收、拆封、登记。

2. 收文登记后，属一般行政事务性公文的，直接送有关部门办理；较重要的公文由院办公室主任签批，呈送院领导阅批或直接签批业务部门承办。需要 2 个以上部门协同办理的，应明确主办单位。

3. 传阅公文时必须做到及时、准确、安全，传递机密文件时应严格按保密条例要求执行。

4. 文秘人员要负责检查、催办，防止漏办或延误。

（二）公文的发文处理

1. 事关护理院全局重大问题的公文、综合性报告、全院性工作规划和工作总结等，由院办公室负责拟稿、核稿，经院领导审批后发文。各部门业务范围内的文稿，由主管业务部门拟稿，经部门负责人核签后，送院办公室进行审核，再呈送院领导审签，领导签批后发文。

2. 拟稿一律使用统一公布的简化字，签发公文要用黑墨水钢笔或中性笔，公文中的数字，除公文编号、统计表、序号、专业术语、阿拉伯数码外，一般用汉字书写。

3. 要求文稿观点明确、事实清楚、文字精练、层次分明、用词恰当、标点符号准确。对于不符合要求的文稿，院办退回拟稿单位进行修改；文稿一经签发，即成定稿，不得改动。如确需改动，需签发人重新审签。

4. 以护理院名义发出的公文，由经办文秘人员登记、编号、印制、盖章，并按有关程序发出。

5. 要按规定格式印制公文，做到清晰、整洁，校对要准确无误。原稿交办公室存档。

（三）文印室规章制度

1. 文印室由院办公室管理，负责护理院及有关职能部门文件、资料的打印、复印工作。

2. 各部门拟发文件须经部门负责人签字，由办公室核准文印内容、数量后交文印室印制。

3. 建立打字、复印登记制度。文印室须登记使用部门所需打印或复印的材料内容、每一份页数、印制份数，并由使用部门经办人员签字。

4. 文印员应认真做好本职工作，保质、保量、按时完成任务。

5. 各部门未经批准而要求文印室打印、复印的，文印室工作人员有权拒绝。严禁将私人材料在文印室打印、复印。

6. 文印员要严格遵守国家及护理院制定的保密制度，机要文件打印完毕后，版面应及时进行保密处理，防止泄密。文印室不得保留文件原稿，打印结束后的原稿及时退回有关科室。

7. 无关人员不得擅自进入文印室。

8. 文印员要按遵守操作规程，文印设备要一直保持良好状态，保持环境卫生，注意节约纸张。

9. 文印员要加强安全防范意识，下班前要关门、关窗、关电、关机，做好防尘、防潮工作。遇到故障应及时检修，因文印员操作不当造成一定损失的要按有关规定进行赔偿。

（四）印章管理

1. 护理院所有公章由院办公室负责刻制。院级公章由办公室安排专人负责保管使用；科室公章由科室负责人领取后交专人保管使用。保管人员必须坚持原则，依法依规使用。

2. 盖哪一级公章由哪一级的负责人批准。护理院公章的使用范围为：护理院正式行文；对外联系正式介绍信、证明信；护理院下发奖状、荣誉证书等；院级合同、聘书、协议书等；上报的材料、报表等。行政职能科室印鉴用于本科室相关业务。临床科室公章用于证明患者病情。

3. 印章监管

（1）不符合用印手续的，一律不得使用。

（2）护理院设有使用印章登记簿，上面有日期、内容、使用科室、承办人员、盖印人员、负责人签字等栏目，长期保存备查。任何工作人员不得私自用章。

（3）妥善保管印鉴，一旦丢失应及时报告。重要印章如党支部印章、护理院印章、财务科印章、设备科印章、财务专用章等丢失，应采取的措施包括：①应向主管部门报告；②报警；③在省市级报纸上刊登遗失启事；④去公安局治安管理科办理新刻印章备案；⑤刻制新印章。

（4）盖印必须端正、清晰，不得模糊不清。

十、车辆管理制度

（一）驾驶员安全教育培训制度

1. 驾驶员要认真学习道路交通法规，培养良好的职业道德，增强安全意识，严格执行行车规则。

2. 驾驶员要认真、及时参加公安、交管部门组织的教育培训活动。

3. 由院办或总务科牵头，每季度进行一次安全教育，及时传达上级公安和交通管理部门的有关文件精神，认真总结安全行车的经验，分析典型事故的教训，不断增强安全意识。同时对驾驶员的行车情况进行点评并排查安全隐患。

4. 对各类培训教育活动要认真记好台账，以备上级检查。

（二）交通事故上报制度

1. 护理院车辆发生交通事故时应当在第一时间以电话形式向当地交警部门、保险公司、本单位领导报告，并立即组织施救。如果是重大事故，护理院在接到报告后，应当立即如实向主管部门和上级安全生产监管部门报告，不得隐瞒、谎报或拖延不报。

2. 交通事故报告的内容

（1）事故发生的时间、地点及事故现场情况。

（2）事故的简要经过、人员伤亡情况。

（3）事故发生原因的初步判断。

（4）事故发生后采取的措施。

（5）其他需要报告的事项。

（6）事故报告人及联系方式。

3. 护理院在接到报告后，必要时应迅速组织人员赶到现场，协助交警、保险部门、医疗机构，予以施救，并处理善后事宜。

4. 护理院应配合事故调查处理部门，及时、准确地查清事故性质，明确责任，提出整改措施，并对责任人进行处理。

（三）办公用车使用制度

1. 办公用车由办公室集中管理、统一调度。优先保障重要公务、接待和会议等活动用车。严禁公车私用。

2. 办公用车实行申请制度。用车人必须填写"派车申请单"，经办公室主任及分管院长审批后方可派车。

3. 驾驶员每日行车前要检查车辆的油、水、电、气等，严禁车辆带病出车。保持车辆清洁。

4. 护理院购买加油卡，财务科负责充值到办公用车的加油卡内，驾驶员持卡加油。特殊情况无法使用加油卡时，驾驶员先向办公室主任报告，经同意后采用现金付费，凭加油发票回院报销。驾驶员应节约用油。

5. 维修实施"定人管理、定点检修、定项维修"制度。维修须报经办公室主任同意后方可实施。汽车修好后，由办公室和驾驶员逐一核对，报批维修费用。

6. 正常上班时间驾驶员要在岗、在行、在状态。接到出车任务后，5分钟内立即开出。下班时间，通信工具应时刻保持畅通，遇有紧急任务时应立即出车。

7. 车辆一律停放在护理院指定位置，任何时候不得停放在酒店、洗浴、娱乐场所附近。

8. 驾驶员出车时应严格遵守交通规则，证件配带齐全，严禁私自将公车借给他人使用，严禁酒后开车。

9. 驾驶员因违章操作被处罚，个人须承担罚款费用，此费用不得在护理院报销。在驾驶员承担主要或全部责任的交通事故中，驾驶员须酌情赔偿一定损失。

（四）患者转运车管理制度

1. 患者转运车用于接、送患者来往护理院。

2. 医务科负责患者转运车的调度与日常管理。

3. 转运车司机要每天检查转运车的车容、车况，保证转运车处于良好状态。

4. 转运车只用于接送患者，不得挪为他用。正常上班时间驾驶员要在岗、在行、在状态。下班时间，通信工具须时刻保持畅通。晚上碰到需要转运患者的情况，须随叫随到。

5. 凡是需要使用转运车的科室和个人向医务科申请用车。转运车司机在接到医务科通知后

5 分钟内必须出车。随车配有《患者转运车出车登记本》,记录出车时间、起点终点、起止时间、随车人员、行驶里程等。

6. 执行转运任务返回护理院时,司机须向医务科报告出车情况并做好登记。

7. 车内禁止吸烟、摆放杂物。

8. 接送患者路程在 10km 以内原则上免费,超出此范围的按有关规定收费。需要交费者先交费后出车。紧急情况下,可以先出车,驾驶员负责收费后交财务科。

9. 患者转运车不得运送尸体。

10.《驾驶员安全教育培训制度》《交通事故上报制度》等管理方法同样适用于患者转运车驾驶员。

十一、护理院应急管理制度

(一)护理院突发事件定义

护理院突发事件是指突然发生,可能危及住院患者及护理院工作人员人身安全的突发事件,或是严重影响护理院正常工作秩序的突发事件。具体包括护理院内传染病流行、发生突发性公共卫生事件、多人食物中毒、院感流行、重大医疗事故、短期内多名患者突然死亡、群体性医闹事件、水电医用气体供应异常、重要医疗设备的较大故障等。

(二)成立护理院突发事件应急管理领导小组

成员包括院长、分管副院长、院办、医务科、护理部、总务科、设备信息科、保卫科、预防保健科等职能部门的负责人。

(三)护理院突发事件应急管理领导小组职责

1. 召开应急管理领导小组会议,对护理院应急管理工作进行领导与监督。

2. 制定突发事件应急处置规范,并经常进行演练。

3. 对突发事件性质做出快速、准确的评估,及时掌握事故的原因、造成的损失、应急处置的方法等。

4. 组织、部署突发事件的现场应急处置和医疗救护工作。

5. 必要时,向上级主管部门报告本次事件。

(四)护理院突发事件应急管理各职能部门职责

1. 对突发事件进行分类管理。护理院内突发事件大体可分为医疗事件和生产环境安全事件两大类。

医务科负责对医疗安全事件(包括传染病疫情、突发性公共卫生事件、重大食物中毒、院感流行、重大医疗事故、短期内多名住院患者突然死亡、群体性医闹等)的应急救治管理。

后勤保障部门负责对生产环境突发事件(包括水、电、医用气体供应异常,重要医疗设备等的较大故障,水灾、火灾、地震等)的管理。

2. 医务科、护理部、药剂科、预防保健科、感染管理科、总务科、设备信息科、保卫科等均要结合护理院实际情况,制定切实可行的各类突发事件应急预案,并经常进行演练。

(五)护理院突发事件应急管理原则

1. 突发事件的应急处理工作,应遵循依法管理、预防为主、经常演练、常备不懈的方针,贯彻统一领导、分级负责、科学处置、协调合作的原则。

2.在突发事件的应急处理过程中，对不负责任、不履行岗位职责、不服从指挥调度、扰乱医疗护理秩序的人，依照国家法律和护理院有关规定严肃处理。

十二、社会监督行风制度

1.护理院设社会监督行风电话、意见箱、专用电子邮箱，由专人负责管理。

2.建立护理院领导与所在社区负责人联系制度，经常听取社区群众的意见和要求。

3.定期向住院患者发放"征求意见表"，进行满意度调查，征求患者及其家属的意见、建议、要求。

4.聘请社会行风监督员，对护理院的行风建设进行监督

（1）社会行风监督员一般由各行各业有代表性的人士担任，8～10人，护理院颁发"社会行风监督员聘书"。

（2）社会行风监督员的职责

1）了解护理院行风建设情况、护理院行业的最新政策。

2）收集并向护理院反馈患者及其家属、社会各界人士对护理院医疗护理质量、服务态度、医德医风等方面的意见、建议和要求。

3）深入护理院病房、临床科室，调查了解护理院的行风情况，并及时向护理院反馈。

4）根据护理院的安排，参加行风评议、问卷调查、明察暗访等工作。每月至少开展一次相关工作，并及时向护理院做书面反馈。

（3）护理院与社会行风监督员之间须有通畅的沟通联系渠道。护理院经常召开座谈会，就近期行风建设情况与各社会行风监督员进行交流，听取他们的意见和建议。

（4）护理院对社会行风监督员发放适当津贴，对其中特别优秀的可给予奖励。

（5）护理院必须向社会公开下列内容，接受监督

1）上岗人员必须佩戴标有本人照片、姓名、工号、科室、职称、职务等内容的服务牌。

2）公开张贴卫生行政主管部门制订的医务人员医德规范。

3）公开常用的药品、检查、治疗价格标准。

4）向住院患者提供每日费用清单；向出院患者提供费用结算发票及明细。

5）病床使用情况、空余病床数量、各类病床收费标准。

十三、信访规章制度

1.为规范办理群众来信来访工作，根据《信访条例》的有关规定，特制定本制度。

2.本制度所称信访，是指群众采用书信、传真、电话、电子邮件、网络平台及走访等形式向本院反映情况、提出意见建议或进行投诉，依法应当由本院受理的活动。由上级机关交办或其他部门转办的属于本院受理范围的信访事项，也按照本制度办理。

3.护理院院长是本院信访工作的第一责任人。护理院成立信访工作领导小组，由院长任组长，其他院领导为成员，院办负责信访日常管理工作。

4.实行院领导定期接访群众制度，一般每月一次，并建立规范的工作台账。

5.对重大、复杂的信访事项，院主要领导应亲自批办，进行专题研究，确保办结落实。本院职工原则上不得越级上访，禁止赴省、赴京上访。

6. 实行矛盾纠纷定期排查会商制度。对排查出的矛盾纠纷，要认真进行研判，落实工作责任，明确解决要求和时限。对本院职权范围内难以解决的问题，要及时上报相关领导部门。

7. 对来信来访、举报电话进行登记

（1）来信管理：对各类信访信件，由专人负责拆阅，按要求认真做好登记，并按处理来信的程序，送领导审阅。负责信件审阅的领导，按"分级负责，归口处理"的原则及时进行处理。对需转上级主管部门或其他部门处理的信件，要按规定做好登记。对收到的电子邮件，先打印出来，然后按前述程序处理。

（2）来访管理：凡群众个人或集体来访反映问题，接访人员必须文明礼貌、严谨认真。接访人员应为 2 人以上。接访者要仔细听取情况反映，认真做好记录。接访时，应依据有关的政策、法律法规给予认真解答，并进行必要的疏导。

（3）电话举报管理：凡来电进行举报的，接听人员要认真做好记录。举报人举报完毕后，接听人应将其举报内容复述一遍进行核对，经整理后及时报送领导。对重要的举报电话可进行录音。然后将电话记录或录音报送有关领导处理。

8. 接受来信、来电、来访的工作人员必须严守保密纪律，坚决不准私自泄露相关内容。

9. 对群众实名反映的重要情况和问题，在处理结束后，应将结果告知反映人。

十四、工作餐规定

1. 护理院设员工食堂，总务科负责对食堂进行日常管理。

2. 护理院给每位员工发一张就餐卡，由财务科每月将一定数量的餐费打入此卡上，每次刷卡就餐。

3. 食堂按时完成工作餐的制作，保证提供清洁爽口的饭菜。

4. 每天中午与晚上，食堂为员工提供饭菜。食堂定时开饭，不得提早或推迟开饭时间。超过开饭时间原则上不再提供，特殊情况需经院办公室批准后方可供应。

5. 食堂工作人员负责打饭打菜。员工就餐需依次排队，就餐时应注意保持环境卫生，残渣剩饭应倾倒在指定地点。

6. 食堂卫生管理

（1）食堂工作人员要做好个人卫生，工作时须穿戴整洁的工作服、口罩、工作帽，并把头发置于帽内。

（2）食堂工作人员须及时打扫厨房、餐厅的环境卫生。餐具、炊具、消毒柜摆放整洁、有序，并每天清洗、消毒。

（3）每日要及时清理垃圾池和泔水桶，采取有效措施消灭蚊蝇、虫鼠害等。

7. 食堂安全管理

（1）食堂工作人员使用炊事器具要严格遵守操作规程。平常注意检查、保养，发现问题，及时处理。对于易燃、易爆物品更要严加看管，防止意外事故发生。

（2）食堂工作人员需妥善保管相关物资，包括食品、食材、炊具、餐具、桌椅等。下班前一定要关门、关窗、关水、关电、关气、关火。

（3）严禁无关人员进入厨房操作间，严禁非食堂员工自行进入厨房开火做饭。

（4）食堂工作人员应按食品主管部门的要求定期进行体检。如患传染性疾病或皮肤病，应调离食堂岗位。要严防食物中毒事件发生。

8. 采取必要措施，禁止患者或其家属进入员工餐厅就餐。

第五节 人力资源管理制度

一、人事科科长岗位职责

1. 在院长、分管副院长的领导下，根据国家人事政策、卫生政策，承担护理院人事管理工作，服务对象是医、药、护、技等各类专业人员。

2. 根据护理院规模与床位设置，确定各科室、各部门的人员配置，报院长审批后实施。

3. 根据国家政策，与其他相关职能科室共同制定卫生技术人员岗位技能要求，聘用合格的专业技术人员，并使之形成合理梯队，为护理院完成工作任务提供人力资源支撑。

4. 定期与相关职能科室、临床科室负责人共同组织对卫生技术人员进行技术评价，了解其是否胜任本职工作。

5. 负责全院工作人员年度考核、奖惩和调整工资。参与全院绩效分配。负责工作人员的考勤。

6. 承担人员调出、调进工作。按照国家规定，做好工作人员的退职退休工作。做好离休老干部工作。

7. 掌握全院各科室、各部门干部的政治水平、业务能力、组织能力，对护理院领导提出提拔或降职使用干部的建议。配合护理院领导，对拟提拔人员进行考察、考核。

8. 负责全院人员专业技术职称的评聘工作。

9. 负责管理工作人员人事档案。负责全院的人事统计工作。

10. 完成上级领导交办的各项工作，为院领导当好参谋。

二、人事科规章制度

1. 在分管院长的领导下，按照国家相关法律、法规和人事工作的方针政策及护理院规章制度，做好护理院各项人事管理工作。

2. 根据护理院业务工作的开展情况，按实际需要合理设置岗位。根据岗位性质，制定岗位职责和任职条件，组织协调各部门员工调配，确保护理院各项业务工作正常进行。

3. 按时完成各种人事报表统计、劳动工资报表，分析统计数据，及时向领导反馈信息。

4. 负责各类人员调进、调出管理；负责专业技术人员职称的评聘及聘后管理。

5. 负责员工考勤、考核、奖惩、工资、社会保险工作；负责用工合同签订、变更、解除、终止等管理工作。

6. 负责员工人事档案管理工作。

7. 负责离退休人员管理工作。

8. 人力资源部工作人员必须认真学习法律法规和业务知识，忠于职守、依法办事、坚持原则、廉洁奉公、严守机密、谨慎工作，全心全意为员工服务。

三、人才管理制度

（一）人才引进

1. 人才引进的原则 坚持公正、公开、公平的原则；坚持重学历、不唯学历原则；坚持重能力、重贡献的原则；坚持德才兼备的原则。引进的人才必须是护理院紧缺的。引进的人才需有 3 个月的试用期，试用期满后经考核不合格者不予以引进。

2. 人才引进的程序

（1）各科室将引进人才计划报人力资源部。

（2）人力资源部组织报名，或者直接与拟引进的人才接洽。

（3）由分管院长牵头组织相关科室负责人对拟引进人才进行考察、考核。

（4）人力资源部汇总拟引进人才的考评结果，提交院长办公会议讨论、研究。

（5）根据院长办公会议决定，人力资源部与拟引进人才签订服务协议。

3. 引进人才的待遇

（1）引进硕士及硕士以上学位的或副高以上职称的人才，除发给国家规定的工资外，每月享受一定数额的人才补贴。

（2）引进的医疗技术骨干可以享受院内专业技术职称高聘一级待遇。

（3）尽量协助解决夫妻两地分居问题。

（4）特殊拔尖人才待遇面议。

（二）人才使用

坚持用人不疑、疑人不用、人尽其才的原则，对各类人才要以诚相待、充分信赖。坚持适当激励、奖惩分明。

（三）人才培养

1. 攻读硕士研究生及以上学位。护理院在职职工原则上必须工作 3 年以上才可以报考研究生。

考取研究生后，如当事人不愿再回本院工作，取消一切待遇，办理辞职离院手续。

如毕业后愿意回本院工作，须和护理院签订培养协议，约定学成后需回本院工作若干年。读研期间本院发给基本工资，并按国家规定交纳社保，但不享受绩效工资（即奖金）。学成后护理院给予一次性奖励数万元。如未满约定期限提前离职，需退还读研期间护理院为其支付的所有费用（含社保费用），并交纳一定数量的违约金。

攻读在职研究生管理办法与前相同，但因为是边工作边学习，所以读研期间护理院应发给绩效工资（奖金）。

2. 进修学习。鼓励专业技术人员外出进修学习，提高业务水平，护理院创造条件予以支持。进修期间护理院发给基本工资，并按国家规定交纳社保费用，但不享受绩效工资（即奖金）。护理院承担所有进修费及住宿费。如接受进修的单位不能提供住宿，进修人员自己联系租房，护理院按所进修的城市级别每月给予定额租房补助。护理院与进修人员应签订协议，约定进修结束后须在护理院服务一定年限，提前离院者需退还进修期护理院为其支付的工资、进修费、住宿费等各种费用（含社保费用），并缴纳一定数量的违约金。

3. 护理院鼓励各类人员利用业余时间通过学习提高学历层次。学习结束后，凭毕业证书，护理院给予一次性奖励。

（四）人才考核

1. 护理院建立科学的人才考核方案，实行年终考核制度。

2. 对做出重大贡献、业绩突出者，护理院给予奖励。

3. 对考核中发现有较大问题的人员，护理院要督促其查找原因，限期整改。对存在严重问题且不进行整改者，予以辞退。

本规定由人力资源部实施并解释。

四、绩效考核制度

（一）成立护理院绩效考核领导小组

成员包括院长、分管副院长、医务科、护理部、办公室、总务科、人力资源部等部门的负责人。人力资源部负责日常工作，进行具体测算。

（二）护理院绩效考核的总体原则

1. 坚持按照市场经济规律，积极推行准成本核算，收入减支出结余部分按一定比例列入核算单元分配。

2. 坚持效率优先、兼顾公平、按劳分配、多劳多得的原则。

3. 以科室或医疗组为基本核算单元，向一线岗位和特殊岗位适度倾斜。

4. 绩效考核要体现核算单元经济指标、质量考核指标、目标完成指标。

5. 以国家规定的职工工资作为发放基本工资的依据，同时作为缴纳养老保险、医疗保险和计发退休养老金的依据。

6. 努力激发全体员工的积极性、创造性，增强职工的主人翁意识，激发护理院的内部活力，保证护理院可持续发展。

7. 绩效工资试运行一段时间后，如有明显不合理处，经领导小组开会讨论，可以对相关系数、相关指标进行适当调整。

（三）绩效工资发放计算

1. 绩效工资指各考核单元收入减去支出后，结余部分乘以一定系数，再乘以（工作质量＋工作目标）考核分，作为工资发放总额，减去已发放的基本工资，即为绩效工资（奖金）。可用公式表示。

核算单元绩效工资＝［（收入－支出）×系数×（工作质量＋工作目标）考核分］－核算单元基本工资总额

2. 核算单元业务收入包括床位费、诊疗费、护理费、治疗费、辅助检查费等。药品费以一定比例计算收入。

3. 核算单元业务支出包括：人员支出（工资、福利费、社会保障费等）、材料费、维修费、固定资产使用折旧费、水电费等，以及由护理院报销但应当由核算单元支出的部分（如差旅费、进修费、培训费、会议费、招待费等）。

4. 核算单元包括住院病区、康复科、医技科室、药房、收费处等。

5. 领导小组经反复测算后确定前述系数。

6. 各职能科室每月对核算单元进行检查，确定工作质量得分与工作目标得分。

（四）各核算单元内部绩效分配原则

1. 核算单元应按照各自的工作特点和性质，参考个人工作量、创造的经济效益，本着向高技术、高风险、高强度、责任重的岗位倾斜的原则，进行奖金的二次分配。要全面兼顾医生、护士、护理员等的利益。

2. 核算单元在进行内部分配前可以按照奖金总额 5% 的比例，提取核算单元负责人基金，用于集体活动，使用情况应在单元内公布，每年年底向院纪委进行报告。

3. 核算单元负责人、护士长除享受核算单元工作人员绩效工资外，另外，再享受每月绩效工资的 50%，由院部发放。副主任、副护士长享受 30%，也由院部发放。

4. 对职能科室、后勤保障科室人员按全院平均数发放绩效工资。

5. 科室主任、护士长等中层以上干部年终享受目标管理奖。

6. 护理院党支部书记、院长、副院长、纪检书记等院领导的绩效工资发放执行上级规定标准。

（五）应当扣发绩效工资的情形

1. 护理院发生突发事件，责任人未应急处置、不向领导报告，造成不良后果。对所在核算单元扣罚 1 个月绩效工资，对责任人视情节扣 3 ～ 6 个月绩效工资，情节特别严重的另外追究责任。

2. 本院工作人员私自向其他护理院转诊患者，以获取好处，对责任人扣发 3 ～ 6 个月绩效工资，视情节进一步处理。

3. 财务科及其下属的收费处为本院唯一对外收费部门，收到患者或其家属费用后，应当出具护理院正式发票。其他任何科室和个人不得私自收费。违者给当事人按收取现金数额的 10 倍罚款，并扣除 3 ～ 6 个月绩效工资。

4. 私自少收、漏收、免收诊疗费、床位费、护理费及各种辅助检查费用（如 X 线诊断费、化验费、彩超费、心电图费等），经举报属实，按少收费用的 3 倍罚款，并扣责任人 3 ～ 6 个月绩效工资。

5. 对毁坏护理院声誉造成不良后果，或受到党纪政纪处分者，扣罚当事人 3 ～ 6 个月绩效工资。严重时，低聘技术职称等次，直至解聘。

6. 工作人员责任心不强，造成固定资产、医疗器械丢失或被窃，或因违反操作规程造成重要医疗设备损坏，由所在核算单元或责任人按损失价值的 1.5 倍赔偿，并扣核算单元 1 个月绩效工资，扣直接责任人 3 ～ 6 个月绩效工资。情节特别严重，且当事人无力赔偿或不赔偿损失时，予以解聘，并通过法律途径追缴损失。

第六节　信息科规章制度

一、信息科科长岗位职责

1. 在分管院长的领导下，负责信息科全面工作。

2. 负责制订护理院信息工作中长期发展规划、信息工作管理制度、年度工作计划，并组织实施。

3. 负责软件开发、利用、更新。监督计算机、应用系统及数据库系统的正常运行，防止有人利用计算机数据参与商业贿赂，做好信息的保密工作。

4. 负责全院计算机硬件、软件及附属设备和计算机耗材购置。定期对护理院信息系统的各种设备进行维护、保养、修理，采取各种措施，确保信息系统安全运行。

5. 负责各类数据的录入、整理、输出、备份及资料的管理、保存工作，确保数据的安全。

根据工作需要,及时导出一些运行数据,供院领导或相关职能科室使用,或者上报相关主管部门。

6. 根据需要,与医保经办机构、卫生健康主管部门等做好数据接口,及时上传各项数据。

7. 负责本科室人员的行政、业务管理,对本科室人员进行合理分工,检查任务完成情况,负责本科室考勤、考核工作。

8. 负责档案材料的收集、整理、归档工作。

9. 完成院领导交办的其他工作。

二、信息科规章制度

1. 在分管院长领导下积极做好全院信息管理工作。

2. 建立完善的岗位职责和严格的规章制度,工作有计划、有落实、有检查、有改进。

3. 牢固树立信息工作为临床一线服务的指导思想,加强与医、药、护、技等各科室的协作,及时解决他们在使用信息系统过程中遇到的问题。

4. 切实抓好信息系统安全工作,包括硬件安全与软件安全,时刻牢记安全是信息工作的头等大事。采取各项措施确保护理院信息系统的正常运行。

5. 充分利用信息系统向院领导和其他科室提供数据,为领导决策提供服务。

6. 严格遵守护理院各项规章制度,尽职尽责,及时完成领导交给的各项任务。

7. 按照国家有关规定,做好信息的保密工作。本科室人员决不利用信息系统数据牟取私利。

三、护理院系统维护制度

(一)硬件维护

1. 全院每季度进行一次信息系统设备大检查,同时清洁主机、打印机等设备。如有硬件故障,立即进行处理。

2. 对于无法修复的设备或无修复价值的设备,应及时更换,做好固定资产调配登记,并通知财务科。

3. 专人、专册登记设备的调拨情况。每年年底必须对正在使用的设备造表登记,并详细注明使用情况。

(二)软件维护

1. 每2个月一次进行全院软件大检查,主要检查有无在工作机上安装非工作用软件、不明用途软件及游戏聊天软件等;检查有无私自更改设备接口配置、有无私自链接其他工作站等,并详细记录。若发现违纪情形,立即整改并严肃处理。

2. 对于临床、医技等科室的系统或软件故障,处理前必须判断是否系人为原因造成。如果系人为原因造成的故障,需及时通报所在科室的负责人。如果损失较大,须追查责任人,必要时责令赔偿损失,并严肃处理。

3. 每日必须对数据库数据进行备份。不定期清理垃圾数据。更改数据库结构或存储过程、触发器、作业等必须有详细的更改记录。

4. 任何个人不得随意更改数据库中的数据,确需修改,需履行必需的审批程序。

5. 没有医务科、护理部、药剂科、医技等使用科室的通知,信息科不得私自为医生、护士、药剂人员、医技人员等开通上机账号。未经相关领导同意,不得增加工作人员权限,不得开通工作人员参数设置权限。

6. 不定期更改管理员密码及工作站密码，不得向非网管人员泄露密码。坚决防止外来人员私自上机。

7. 定期升级病毒库并置于服务器公用目录，通知科室定期杀毒。外来 U 盘、软盘、移动性硬盘等一律先杀毒后使用。

8. 未经同意，网管员不得私自在各科室工作站安装与护理院信息系统无关的软件。

四、信息安全制度

1. 信息科工作人员必须采取有效的措施，防止网络系统数据或信息的丢失、破坏或失密。信息科工作人员不得参加涉及商业贿赂的"统方"活动。必须制止一切违反安全管理的行为。

2. 所有上网操作人员必须严格遵守计算机及其他相关设备的操作规程，禁止其他无关人员进入系统操作。

3. 强化用户访问网上资源权限的管理，用户的访问权限由信息科科长提出，院分管领导核准。

4. 系统管理人员应掌握并监督数据库使用权限、用户密码使用情况，不定期更换用户口令密码。

5. 信息科工作人员要主动对网络系统进行监控，及时对故障进行有效的隔离、排除和恢复工作。

6. 信息系统所有设备的安装、调试、维修必须由信息科工作人员负责，其他人员不得自行拆卸。

7. 内网严禁使用 U 盘、软盘、光盘等。对造成病毒蔓延的有关人员，要视情节严肃问责。

8. 信息科工作人员要加强对服务器、计算机、打印机等的日常维护，确保其正常运行。

9. 医、药、护、技各类人员应熟记自己的用户名和密码，不得透露给其他人，否则对造成的不良后果，须承担相应责任。

10. 保持机房的清洁卫生，并做好防水、防火、防尘、防盗、防鼠、防虫、防静电、防高压磁场、防低磁辐射等安全工作。

第七节　医保管理制度

一、医疗保险科科长岗位职责

1. 在分管院长的领导下，负责全院的基本医疗保险工作。

2. 根据医保政策，结合护理院的实际，制定本院的医保管理制度。制订医保年度工作计划。工作有计划、有落实、有检查、有总结、有改进。

3. 组织全院工作人员，认真学习并执行医保政策，经常对政策的执行情况进行检查，发现问题立即整改。发现重大问题应及时向院领导和医保经办机构报告，并进行妥善处理。

4. 严格控制医保费用，努力实现医保经办机构下达的费用控制指标，做到合理检查、合理用药、合理治疗。坚决反对骗取医保基金的行为。依法依规办理向外转院、院外购药、院外特殊检查等。

5. 对住院医保患者充分宣传医保政策，及时解决他们在医保方面遇到的各种困难。

6. 协调医、患、保三方利益关系，与医保经办机构密切合作，共同做好医保服务管理工作。

7. 与医务科、护理部、药剂科、财务科、临床科室、医技科室等密切协作，共同做好医保工作。

8. 领导本科室人员的政治学习、业务学习，牢固树立为临床一线服务的指导思想。

9. 完成院领导布置的其他工作。

二、医疗保险科规章制度

1. 建立院医保工作领导小组，成员包括分院院长、院办、医务科、护理部、医保办、药剂科、财务科、信息科等科室负责人。设立医保办公室，配备 1 名专职管理人员，具体负责本院医保工作。医保办共室挂靠在医务科内。

2. 根据医保政策并结合护理院实际，制订护理院内部管理制度和具体的考核办法，将医保各项考核指标纳入护理院整体考核管理体系之中。

3. 定期组织医务人员学习医保政策法规和相关业务知识。

4. 定期检查本院各科室、各部门执行医保制度的情况，并与院绩效考核挂钩，实施奖惩。

5. 按时与医保经办机构签订医保定点服务协议，按照协议约定履行相应的权利和义务。

6. 严格执行卫生行政部门制定的各项医疗技术操作规范，合理检查、合理用药、合理治疗。

7. 采取有效措施，坚决与违反医保规定的行为作斗争，如冒名住院、分解住院、挂名住院、出院超量带药、以药易药、以药易物等。

8. 做好医保收费项目公示，对社会公开药品价格、医用材料价格、服务价格等。规范药品库、费用库的管理。规范一次性医用材料的使用管理。落实住院医保患者自费项目告知制度和住院患者每日费用清单制度。

9. 根据医保经办机构要求传送数据，确保数据传送的准确性和及时性。

10. 做好协调工作，加强护理院医保、信息、财务、物价部门与医保经办机构的业务联系。

11. 加强对医保的宣传，设置"医疗保险政策宣传栏"，公布举报监督电话。及时处理参保患者的投诉，认真化解矛盾，保证医保各项工作的正常开展。

（陈　飞）

第3章

护理院医疗岗位职责与制度

第一节 概　　述

一、定义

（一）医疗质量

医疗质量是指符合标准和规定，满足患者需求的程度，是患者对医疗服务的期望与患者实际接受医疗服务的对比结果，是衡量医务人员诊疗水平与服务质量的标准，一般从医务人员的技术水平、医疗效果和工作质量等方面来衡量。医疗质量考核的常用指标有治愈率、病死率、生存率、平均住院日、病床使用率、病床周转率及各种诊断工作质量指标。

（二）医疗安全

医疗安全是指医院在实施医疗保健过程中，患者不发生法律和法规允许范围以外的心理、机体结构或功能损害、障碍、缺陷或死亡，其核心是医疗质量。医疗安全与医疗效果是因果关系，不安全医疗会导致患者病程延长和治疗方法复杂化等，不仅增加医疗成本和经济负担，有时还可导致医疗事故引发纠纷，影响医院的社会信誉和形象。

（三）医疗风险

医疗风险是指存在于整个医疗服务过程中，可能会导致损害或伤残事件的不确定性，以及可能发生的一切不安全事情。医院的各个工作部门、各个工作环节都存在潜在的医疗风险，如院方的自我保护，有意或无意回避患者的正当要求而引发的风险；患者及其家属对院方期望过高，当主观愿望与现实产生差距时，采取过激行为引发的风险；部分患者及其家属缺少道德与诚信，进行无理取闹造成的风险；药品出现不良反应而引发的风险等。

二、医疗质量的内容及意义

（一）医疗质量的内容

1. 诊断是否正确、及时、全面。
2. 治疗是否及时、有效、彻底。
3. 诊疗时间的长短。
4. 有无因医、护、技和管理措施不当给患者带来不必要的心理或生理方面的痛苦、损害、感染和差错事故。
5. 医疗工作效率的高低。

6. 医疗技术使用的合理程度。

7. 医疗资源的利用效率及其经济效益。

8. 患者生存质量的测量及满意度（医疗服务与生活服务）。

（二）医疗质量的意义

医疗质量直接关系到人民群众的健康权益和对医疗服务的切身感受，持续改进质量、保障医疗安全，是卫生事业改革和发展的重要内容和基础，对当前构建分级诊疗体系等改革措施的落实和医改目标的实现具有重要意义。医疗质量与医疗安全是医院管理永恒的主题，随着社会经济的发展、医疗技术水平的进步和信息技术广泛的应用，加强医疗质量管理越来越重要。

第二节　医疗人员岗位职责与规章制度

一、医务科科长岗位职责与医务科规章制度

（一）医务科科长岗位职责

1. 在院长领导下，具体组织实施全院的医疗工作。

2. 根据规划、结合医院年度计划，制订医疗工作年度计划，并对年度工作计划进行分解，制订月度工作计划及周工作计划，经院长或分管院长批准后组织实施，并督促检查，按时总结汇报。分析编写月度、年度工作总结，定期总结医疗工作现状和对策，报院领导作为决策依据。

3. 组织制定与医疗工作相关的各项规章制度和各项工作执行流程，负责各项规章制度的监督执行，负责医务科科内各项规章制度的修订、完善工作。

4. 深入各科室，了解和掌握情况。组织重大抢救和院内外会诊。组织开展新业务、新技术。督促各级各类医务人员严格执行各项医疗制度和常规。定期检查，采取措施，提高医疗业务水平和服务质量，减少差错，杜绝事故。

5. 负责组织调查医疗缺陷和事故发生原因，及时向院长、分管院长提出处理意见和改进措施。

6. 组织安排医师的各项业务活动，包括全院性病例讨论及专题培训，负责全院医师的业务知识及技能的训练和考核。

7. 掌握全院医疗、医技人员的思想和学习情况，负责院内医疗、医技人员的调配，协助人事科做好医疗、医技人员晋升、调配和奖惩。

8. 负责组织完成护理院医疗质量管理委员会、病案管理委员会等委托交办的各项事务性工作。

9. 负责组织实施临时性院外医疗任务及对口协作或协作医疗单位的技术指导。

10. 负责组织实施医院对口支援工作，并根据需要，完成院外医疗及对口协作任务。

11. 负责承办有关医疗业务工作的来信来访。协助有关部门做好对外联络和业务宣传工作。

12. 完成院领导交办的其他工作。

（二）医务科规章制度

1. 在院长、副院长领导下，对全院医疗工作和医疗行政工作实施组织管理。负责组织全院各专业科室正常进行医疗业务工作，保证各科室间工作紧密联系、密切配合，对患者实施完善的医疗服务，办理日常的医疗事务。

2. 经常与上级卫生机关有关部门取得联系，及时做好上呈下达的工作。

3. 负责各协作护理院及友好护理院的合作事务。处理医疗业务方面的来电来信，对外协作，组织实施对基层医院的技术指导工作和临时性院外医疗任务。

4. 制订、修改院内与医疗相关的制度、指标和文件。负责发布医院医疗业务的有关通告、通知、会议纪要和有关文件。配合有关部门修改和制订业务技术指标和考核评定方案。

5. 制订医院医疗工作总体计划，经批准后组织实施、督促检查，并总结汇报。

6. 深入科室，了解情况。经常督促、检查医疗规章制度、医疗技术操作规程和医疗、医技人员岗位职责的贯彻执行情况。

7. 组织重大抢救和院内外会诊，处置突发性公共卫生事件，掌握全院医疗方面的情况，检查各项工作进度和完成状况，提出解决办法。

8. 组织和协调医疗投诉、医疗纠纷的处理，重大事故、纠纷应及时采取有效措施，并上报医院和卫生行政主管部门。

9. 抓好临床科室的医疗管理和统筹各专业学科建设。

二、临床科室岗位职责与科室规章制度

（一）岗位职责

1. 临床科室主任岗位职责

（1）在院长领导下，负责本科的医疗、教学、科研、预防及行政管理工作。科主任是本科诊疗质量与患者安全管理和持续改进第一责任人，应对院长负责。

（2）定期讨论本科室在贯彻医院（医疗方面）的质量方针和落实质量目标、完成质量指标过程中存在的问题，提出改进意见与措施，并有反馈记录文件。科主任是科室质控的负责人。

（3）根据医院的功能任务，制订本科工作计划，组织实施，经常督促检查，按期总结汇报。

（4）领导本科人员，完成门诊、急诊、住院患者的诊治工作和院内外会诊工作，制订并执行本科室的"临床诊疗规范"，根据有关文件，逐步开展"临床路径"工作。

（5）定时查房，共同研究解决危重疑难病例诊断治疗上的问题。参加门诊、会诊、出诊，决定科内患者的转科转院和组织临床病例讨论。

（6）组织全科人员学习、运用国内外先进医学知识，开展新技术、新疗法，进行科研工作，及时总结经验。

（7）保证医院的各项规章制度和技术操作常规在本科贯彻、执行，制定具有本科特点、符合本学科发展规律的规章制度，经院长批准后执行。在科室认真执行《医疗不良事件报告制度》《医疗事故处理条例》和《侵权责任法》等医疗安全相关文件，严防并及时处理医疗差错。

（8）外科科室按手术（有创操作）分级管理原则，决定各级医师手术权限，并报医务处批准后督促实施。

（9）确定医师轮换、值班、会诊、出诊。组织领导有关本科对（口）挂钩医疗机构的技术指导工作、帮助基层医务人员提高医疗技术水平。根据有关文件，完成援外、支边等工作。

（10）领导组织本科人员的"三基训练"和定期开展人员技术能力评价，提出升、调、奖、惩意见。妥善安排进修、实习人员的培训工作。

（11）带领科室人员，认真完成研究生培养、临床教学、临床带教和进修人员的教学工作。

（12）参加或组织院内外各类突发事件的应急救治工作，并接受和完成院长指令性任务。

（13）科室副主任协助科室主任负责相应的工作。

2. 主治医师岗位职责

（1）在科室主任领导和主任医师（副主任医师）指导下，负责本科一定范围的医疗、教学、科研工作。

（2）按时查房，具体参加和指导住院医师进行诊断、治疗及特殊诊疗操作。

（3）掌握患者的病情变化，患者发生病危、死亡、医疗事故或其他异常情况时，应及时处理，并向科室主任汇报。

（4）参加值班、门诊、会诊工作。

（5）参加病房的临床病例讨论及会诊，检查、修改下级医师书写的医疗文件，决定患者出院，审签出（转）院病历。

（6）认真执行各项规章制度和技术操作常规，经常检查本病房的医疗护理质量，严防差错事故。协助护士长搞好病房管理。

（7）组织本组医师学习与运用国内外先进医学技术，开展新技术、新疗法，进行科研工作，做好资料积累，及时总结经验。

（8）担任临床教学，指导进修、实习医师学习。

3. 住院医师岗位职责

（1）在科室主任及上级医师指导下，根据工作能力、年限，负责一定数量患者的医疗工作。担任住院、门诊、急诊值班工作。

（2）对患者进行检查、诊断、治疗，开写医嘱并检查其执行情况。

（3）病历书写。新入院患者的病历，一般应在患者入院后 24 小时内完成。检查和改正实习医师的病历记录，并负责患者住院期间的病程记录，及时完成出院患者病案小结。

（4）向主治医师及时报告诊断、治疗上的困难及患者的病情变化，提出需要转科或出院的意见。

（5）住院医师对所管患者应全面负责，下班前做好交班工作。对需要特殊观察的重症患者，床边向值班医师交班。

（6）参加科内查房。对所管患者每天至少上、下午各巡诊一次。科室主任、主治医师查房（巡诊）时，应详细汇报患者的病情和诊疗意见。请他科会诊时，应陪同诊视。

（7）认真执行各项规章制度和技术操作常规，亲自操作或指导护士进行各种重要的检查和治疗，严防差错事故。

（8）认真学习、运用国内外先进医学技术，在上级医师指导下，积极开展新技术、新疗法，参加科研工作，及时总结经验。

（9）随时了解患者的思想、生活情况，征求患者对医疗护理工作的意见，做好患者的思想工作。

（10）在门诊或急诊室工作时，应按门诊、急诊室规章制度进行工作。

（11）根据国家卫生健康主管部门要求，完成住院医师规范化培训。

（二）临床科室规章制度

1. 在院长及分管副院长的领导下，科室主任负责全科医疗、教学、科研、培训工作。

2. 认真实施三级查房制度，主任每周查房 1～2 次，主治医师每天查房 1 次，住院医师每天查房 2 ~ 3 次。

3. 各级医师积极参加急重患者的抢救，在上级医师指导下认真及时做出诊断及治疗。

4. 做好疑难病例的讨论及抢救工作，并做好记录。

5. 定期召开科务会，研究全科各项工作。

6. 护士在护士长领导下认真执行岗位职责，并搞好基础训练，提高护理质量。

7. 病区要严格实行隔离消毒制度，定期大扫除，并进行紫外线消毒。

8. 住院医师必须对新入院患者在 24 小时内完成病历及手术记录，急诊患者应立即完成，上级医师应及时修改并签名。

9. 严防差错，杜绝事故，凡发生医疗意外事件，应及时向科主任、护士长报告，并进行讨论。

10. 积极钻研业务，开展科研工作。

三、康复科医师岗位职责与规章制度

（一）岗位职责

1. 康复科主任职责

（1）负责科室的行政管理、康复医疗、科研、教学及培训工作。

（2）制订科室工作计划，组织实施，并定期进行检查、分析和总结。

（3）随时检查科室人员执行规章制度的情况、操作是否规范及各项工作完成情况。

（4）加强康复医疗质量管理，有效预防差错、事故的发生。

（5）组织科室人员业务学习和培训，指导开展康复科研工作。

（6）其他：参照临床科室主任职责。

2. 康复医师职责

（1）及时接诊、采集病历及进行查体，经临床评估后，确定患者的康复问题，制订进一步检查、康复评定及康复治疗计划。

（2）指导、监督、协调开展康复治疗工作。

（3）主持康复评定会，并与康复小组成员共同制订康复计划。

（4）参与本专业的康复医疗、科研工作。

（5）其他：参照临床医师岗位职责。

（二）规章制度

1. 严格执行科室的工作规划和科室管理制度，通过例会，总结、汇报科室工作，定期分析科室存在的问题，并制订整改方案。

2. 严格执行康复科诊疗操作规范和医疗质量控制标准等，保证康复科医疗质量。

3. 常规开展物理治疗、作业治疗、言语与吞咽治疗、康复评定、传统康复治疗等，不断提高康复治疗效果。

4. 开展音乐治疗、心理治疗、文化娱乐活动等，促进整体功能的康复。

5. 制订全年学习计划，每月至少组织 2 次业务学习，包括康复医学科最新研究进展、诊疗规范及相关专业的知识等，并提出继续性学习方案。

四、中医科岗位职责与规章制度

（一）岗位职责

1. 中医科主任职责

（1）在行政、业务对外工作中全权代表科室，做好科内、科间各种关系的协调。

（2）参加医院的相关会议，负责传达、贯彻会议精神，并督促落实。

（3）认真贯彻落实医院各项规章制度及医疗操作规程，及时进行检查督促反馈。

（4）制订本科室工作计划和业务发展规划及年度计划，并组织实施、监督检查。

（5）领导本科人员的业务训练和技术考核，对本科人员提出升、调、奖、惩的意见。

（6）负责科室的考勤和假期审批。统一安排医生出诊、会诊、值班工作和进修、轮转、实习生的工作。

（7）组织对挂靠医疗机构的技术指导工作，帮助基层医务人员提高医疗技术水平。

（8）对科室新药使用、仪器设施添置等提出申请。

（9）定时查房，共同研究解决危重疑难病例诊断治疗上的问题。

（10）参加门诊、会诊、出诊，决定科内患者的转科、转院和组织临床病例讨论。

（11）运用国内外先进经验指导临床实践，不断开展新技术，提高医疗质量。

（12）重视医疗文书资料管理，定期督察科内各级医师病历书写质量，及时签阅。

（13）主动宣传本科室的医疗新技术、新项目，服务新举措及其他感人的好人好事，提升本科室在群众中的知名度和美誉度。

（14）定期组织全科进行病例讨论、业务学习、继续教育、临床教学，并在日常工作和教学中起模范作用。

（15）组织科研实施，审查科内人员论文投稿。

（16）中医科副主任协助主任开展工作。

2. 中医科主治医师职责

（1）认真执行各项规章制度和技术操作常规，经常检查本病房的医疗护理质量，严防差错事故；协助护士长做好病房管理。

（2）协助科主任加强对住院、进修、实习医师的培训和日常管理工作。

（3）按时查房。具体参加和指导住院医师进行诊断、诊治及特殊诊疗工作。

（4）对所管患者全面负责，掌握患者的病情变化。患者发生病危、死亡、医疗事故或其他重要问题时，应及时处理，并向科室主任汇报。

（5）参加值班工作。在下班以前，做好交班工作。对需要特殊观察的重症患者，用口头方式向值班医师交班。

（6）主持病房的临床病例讨论、会诊，检查、修改下级医师书写的医疗文件，决定患者出院，审签出（转）院病历。

（7）担任适量的临床教学，指导进修、实习医师工作。

（8）主持病房的临床病例讨论及会诊，检查、修改下级医师书写的医疗文件。

（9）组织本组医师学习和运用国内外先进医学科学技术，开展新技术、新疗法，进行科研工作，做好资料积累，及时总结经验。

3. 中医科医师职责

（1）认真执行各项规章制度和技术操作规程，亲自操作或指导护士进行各种重要的检查和治疗，严防差错事故的发生。

（2）随时了解患者的思想、生活情况，征求患者对医疗护理工作的意见，做好患者的思想工作。

（3）对患者进行检查、诊断、治疗，开写医嘱并检查执行情况。

（4）按相关规定书写病历，负责患者住院期间的病程记录，及时完成出院患者病案小结。

（5）参加科内查房。对所管患者进行检查、诊断、治疗开写医嘱并检查执行情况，每天至少上、下午各巡诊一次。科室主任、上级医师查房时，应详细汇报患者的病情和诊疗意见。

（6）对所管患者全面负责，在下班以前，做好交班工作。对需要特殊观察的重症患者，用口头交班的方式向值班医师交班。

（7）向上级医师及时报告诊断、治疗上的困难及患者病情的变化，提出需要转科、转院或出院的意见。

（二）规章制度

1. 加强中医科室的建设，继承、发掘、整理、提高祖国医药学遗产。

2. 中医师可按患者病情签署诊断、病假、死亡等有关医疗证明书。根据理、法、方、药的原则，按照"中医或中西结合病历（包括门诊病历）基本规划"要求认真及时书写病历。病历记载要完整、准确、整洁，要签全名。

3. 对于年老经验丰富的中医师，应配备水平较高的青壮年中医师或西医学中医师做助手，继承并整理其学术经验。积极开展中医的科研工作。

4. 承担中医和西医学习中医的教学工作，认真带好进修、实习人员，定期开展中医学术活动。

5. 积极采集民间土、单、验方，进行整理、筛选、验证，对确有疗效的要推广应用。

6. 积极弘扬中医特长，如针灸、推拿、刮痧及火罐等。

7. 院外处方，原则上不转抄，只供参考。医师未见患者，一概不得开处方和抄方。

8. 对于特殊的煎药方法及服药时间，医师要向患者交代清楚，并在处方上注明。

9. 对中医治疗的患者，认真做好记录。

10. 在弘扬中医特长的同时，有选择地吸收和应用西医的成功经验，不断探索中西医结合治疗的新思路。

第三节　医疗质量与安全管理规章制度

本书着重介绍 18 项核心制度。

一、首诊负责制度

1. 指患者的首位接诊医师（首诊医师）在一次就诊过程结束前或由其他医师接诊前，负责该患者全程诊疗管理的制度，即医师首诊负责制。

2. 患者首先就诊的科室为首诊科室，接诊医师为首诊医师，须及时对患者进行必要的检查、做出初步诊断与处理，并认真书写病历。

3. 若首诊过程中出现他科疾病需要会诊时，必须先经本科上级医师查看患者并同意，执行医院会诊制度。被邀会诊的科室医师须按时会诊，被邀科室须由主治医师以上人员参加会诊，会诊意见必须向邀请科室医师书面交代。

4. 两个以上科室的医师会诊意见不一致时，须分别请示本科上级医师，直至本科室主任。若双方仍不能达成一致意见，由首诊医师负责处理并上报医疗管理部门或总值班协调解决，不得推诿。

5. 若属危重抢救患者，首诊医师必须及时抢救患者，同时向上级医师汇报，坚决杜绝科室间、医师间推诿患者。涉及多科室的危重患者抢救，在未明确由哪一科室主管之前，除首诊科室负责诊治外，相关科室须执行危重患者抢救制度，协同抢救，不得推诿，不得擅自离去，各科室分别进行相应的处理并及时做病历记录。

6. 首诊医师对需要紧急抢救的患者，须先抢救，同时由患者陪同人员办理挂号和交费等手续，不得因强调挂号、交费等手续延误抢救时机。

7. 首诊医师抢救急、危、重症患者，在患者病情稳定之前不得转院。因医院病床、设备和技术条件所限，须由医疗总值班亲自查看病情，决定是否可以转院。对需要转院且病情允许转院的患者，须由责任医师（必要时由医疗管理部门或总值班）先与接收医院联系，对病情记录、途中注意事项、护送等均须做好交代和妥善安排。

8. 诊断为非本科非急诊疾患，应告知患者或其近亲属，并建议患者前往其他科室或他院就诊，首诊医师应对患者的去向或转归进行登记备查。

9. 凡在接诊、诊治、抢救患者或转院过程中未执行上述规定、推诿患者的，要追究首诊医师、当事人和科室的责任。

二、三级医师查房制度

指患者住院期间，由不同级别的医师以查房的形式实施患者评估、制订与调整诊疗方案、观察诊疗效果等医疗活动的制度。各级医师查房时须行为规范，尊重患者、注意仪表、保护隐私、加强沟通和规范流程。护理查房及药师查房另行规定。

（一）科室主任、主任（副主任）医师查房制度

1. 每周病区查房不少于 1 次，应有主治医师、住院医师、进修医师、实习医师、护士长和有关人员参加。遵循下级医师服从上级医师，所有医师服从科室主任的工作原则。

2. 解决疑难病例、审查新入院及危重患者的诊疗计划，决定特殊检查、特殊治疗、新的治疗方法及参加全科会诊。

3. 抽查医嘱、病历及护理质量，发现缺陷及时改正，不断提高医疗水平。

4. 利用典型、特殊病例进行教学查房，以提高教学水平。

5. 注意倾听医护人员和患者对医疗、护理、生活饮食及医院管理等各方面的意见，协助护士长搞好病房管理。

6. 签发会诊单、特殊检查申请单、特殊药品处方，检查病历首页并签字。

7. 决定患者的出院、转科、转院等问题。

（二）主治医师查房制度

1. 每周病区查房不少于 3 次，应有本病房住院医师、进修医师、实习医师、责任护士参加。

2. 对所主管患者分组进行系统查房，确定诊断、治疗方案及进一步检查措施，了解病情变

化并进行疗效评定。

3. 对危重患者应随时进行巡视检查和重点查房，如住院医师邀请应随喊随到，提出有效和切实可行的处理措施，必要时进行晚查房。

4. 对新入院患者必须进行新患者讨论，对诊断不明或治疗效果不好的病例进行重点检查与讨论、查明原因。

5. 疑难危急病例或特殊病例应及时向科室主任或主任（副主任）医师汇报并安排上级查房。

6. 对常见病、多发病和其他典型病例进行每周 1 次的教学查房，结合实际、系统讲解，不断提高下级医师的业务水平。

7. 系统检查病历和各项医疗记录，详细了解诊疗进度和医嘱执行情况，严密观察治疗效果等，及时发现问题和处理问题。

8. 检查住院医师、实习医师、进修医师医嘱，避免医疗差错事故的发生。

（三）住院医师、床位医师查房制度

1. 对所管的患者每日至少查房 2 次，一般要求上、下午下班前各巡视一次；危重患者和新入院患者重点查房并增加巡视次数，发现病情变化及时处理。

2. 对危急、疑难的新入院病例和特殊病例及时向上级医师汇报。

3. 床位医师按照要求及时书写病历，床位医师是住院医师（含）以下的，每周至少书写 2 次主治医师查房记录，每 2 周至少书写 1 次高级职称医师查房记录；若床位医师是主治医师的，每 2 周至少书写 1 次高级职称医师查房或科室主任查房记录；若床位医师是副主任医师的，每 2 周至少书写 1 次主任医师查房或科室主任查房记录；若床位医师是主任医师的，每 2 周至少书写 1 次科室主任查房记录。

4. 及时修改实习医师、进修医师书写的病历和各种医疗记录、审查和签发实习医师处方和化验检查申请单，及时落实会诊意见并分析各项检查结果的临床意义。

5. 向实习医师、进修医师讲授诊断要点、体检方法、治疗原则、手术步骤、疗效判定及医疗操作要点。

6. 检查当日医嘱执行情况、患者饮食及生活情况，并主动征求患者对医疗、护理和管理方面的意见。

7. 做好上级医师查房的各项准备工作，介绍病情或报告病例。

三、医疗会诊规章制度

会诊是指出于诊疗需要，由本科室以外或本机构以外的医务人员协助提出诊疗意见或提供诊疗服务的活动，规范会诊行为的制度称为会诊制度。按会诊范围，分为院内会诊和院外会诊，有条件的机构可开展多学科会诊和远程会诊。

（一）院内会诊

由经治医师提出，经科室负责人同意，填写会诊单，联系好会诊医师，确定会诊时间，通知有关人员参加。院内急会诊应当在会诊请求发出后 10 分钟内到位，院内普通会诊应当在会诊发出后 24 小时内完成。自行联系有困难时，可以通过医务部门协调解决。

（二）院外会诊

本院不能诊治的疑难病例或他科疾病，由科室负责人或医务部门提出并填写会诊单，危重

患者需由科室负责人（节假日及夜间为本机构医疗负责人）审签，经医务部门（节假日及夜间为总值班）与有关单位联系，确定会诊时间。

（三）参与会诊的人员

会诊医师到场时，会诊请求人员应当全程陪同完成会诊，必要时科室负责人、医务部门也需参加会诊，床位医师及时处置会诊医师的会诊意见，做好与家属会诊后的沟通工作，并在病程中记录。

（四）多学科联合会诊

在门诊或住院过程中，出现多学科的复杂病情时，有条件组织多学科会诊的机构，可以向医务部门提请多学科联合会诊，由医务部门组织相关专家，确定好时间后多学科共同参与会诊。会诊由医务部门主持，会诊申请者将会诊意见记录在病历中。

（五）远程会诊

当出现特别疑难病例，需要邀请异地医院的专家会诊时，有条件的机构，可以向医务部门提出远程会诊申请，并按照会诊流程执行。

（六）会诊记录要求

会诊结束后，邀请会诊科室医师按规定记录会诊相关内容，如为急会诊，记录时间应精确到分。

（七）本院人员外出会诊

外院邀请本院医师外出会诊时，由医务部门按照国家有关规定统一派遣，外出会诊医师会诊完毕后，拍照或复印会诊单，留院备案。会诊费、交通费原则上由邀会诊单位按相关规定支付。

四、医疗值班与交接班制度

指医疗机构及其医务人员通过值班和交接班机制保障患者诊疗过程连续性的制度。

（一）医师值班与交接班

1. 各科在非办公时间及节假日，须设有值班医师，可根据科室的大小和床位的多少，单独或联合值班。各机构应根据自身条件制定值班制度。非本机构医师及无处方权医师不得单独值班。进修医师和实习医师在本机构有执业资格的医师带领下可以参与值班。

2. 各科室医师在下班前应将危重患者、新患者的病情和处理事项、有当日检查、检验危急值的患者、特殊治疗和特殊检查的患者记入交接班本，并做好交班工作。

3. 值班医师接班后，须按规定巡视病房，接受各级医师交办的医疗工作。对于危重患者，做好床前交接。

4. 值班医师负责各项临时性医疗工作和患者临时情况的处理，对重危患者应做好病程记录和医疗措施记录。对急诊入院患者及时检查、书写病历，给予必要的医疗处置，如遇有疑难问题时，应请上级医师处理。

5. 值班医师值班期间所有的诊疗活动必须及时记录在病历和交接班记录本上。每班交接班时，值班医师应向经治医师床边交清危重患者情况及尚待处理的工作。

6. 总值班负责协调全院的医疗工作，包括院内外会诊、主持危重患者的抢救以及指令性任务等。

（二）护士交接班

1. 值班人员必须坚守岗位，履行职责，保证各项护理工作的正常进行，各班必须按时交接班，接班者提前 15 分钟到岗，在接班者未到之前，交班者不得离开岗位。

2. 各病区每天必须有一次集体交班（晨会），中夜班交班以书面病情交班、口头交班和床头交接患者等方式进行。

3. 交接班应包括病情交接和物品交接

（1）病情交接：阅读交班报告并听取交接班的口头报告，做到交班清楚、接班明白，了解病区患者动态，新入院患者、重危患者、特殊检查患者的病情变化及注意事项，于床边交接。

（2）物品交接：对病区内固定交接的被服类、治疗用物、抢救物品、药品、贵重药品等均应班班交接清楚，并在物品交接本上签全名。

4. 交接班者要共同巡视病房，做到患者不清不交不接、物品数量不符不交不接、患者床铺潮湿不交不接、病房清洁整齐不好不交不接。接班时发现的差错，应由交班者负责，接班后再发现的，应由接班者负责。

5. 值班者必须在交班前完成本班的各项工作，遇有特殊情况，必须做到详细交代，与接班者共同做好工作方可离去，交班前必须写好交班报告及各项护理文件的记录单，处理好用过的物品，为下一班做好用物准备。

（三）理疗科、中医科、针灸科等交接班

1. 值班人员必须坚守岗位、履行职责，保证各项治疗工作的正常进行。

2. 值班治疗师应提前到岗了解值班相关事宜。交接班由值班组长组织，所有值班治疗师必须参加。如有特殊情况无法参加的，需提前向值班组长请假，并通过电话或口头方式单独交接。

3. 值班组长提前安排好各类治疗师的工作岗位及工作任务，治疗师应熟练掌握治疗设备操作规范，遵守治疗室工作流程和规章制度，交接重点患者的病情和治疗措施，并简要记入交接班记录本。

4. 交接班中如发现病情、治疗、器械物品交代不清，应立即查问，接班时发现问题，应由交班者负责，接班后再发现问题，则由接班者负责。

5. 值班治疗师遇有疑难问题时，应及时请示值班组长处理。

（四）药房、检验、超声、医学影像等医技科室

应根据情况设值班人员，并努力完成在班时间内所有工作，保证临床医疗工作的顺利进行，并做好交接记录。

（五）后勤部门值班

各机构根据实际情况，每日安排人员值班，提供送检验检查、取送药以及转运等医疗后勤支持。

五、疑难病例讨论制度

疑难病例讨论制度指为尽早明确诊断或完善诊疗方案，对诊断或治疗存在疑难问题的病例进行讨论的制度。

1. 疑难病例是指门诊患者就诊 3 次未确定诊断者，住院患者入院 7 日未确定诊断者、治疗方案难以确定或疾病在应有明确疗效的周期内未能达到预期疗效者。

2. 遇门诊疑难病例，应当请上级医师进行诊察。必要时，向医务部门申请启动多学科专家会诊程序，组织有关专家进行讨论。

3. 科室疑难病例讨论一般由科室主任主持，全科人员参加，至少有 1 名他科室主任参加参与讨论发言，至少 2 人具有主治及主治以上职称人员参与。必要时邀请其他科室人员及医务部门共同参加，认真进行讨论，尽早明确诊断，提出治疗方案。院级疑难病例讨论由主治科室的主任向医务部门提出申请，将有关材料加以整理，做出书面摘要，提交医务部门，由医务部门根据具体情况组织相关科室人员参加病例讨论，必要时机构分管负责人参加。

4. 疑难病例讨论前，应当做好准备，管床医师应将有关材料加以整理，做出书面摘要，发给参加讨论人员，并做发言准备。由经治医师报告有关病情、诊断、治疗等方面的问题，上级医师可以补充，讨论结束时由主持人做总结。

5. 疑难病例讨论记录包括内容、地点、参加人员、主持人、是否存在问题、考虑诊断和治疗方案、今后应当做哪些工作、有哪些经验教训、其他注意事项等。讨论记录在疑难病例讨论记录本上，主持人需审核并签字，讨论的结论应由管床医师记录在病历中。

六、急危重症病例讨论制度

急危重症病例讨论制度指为控制病情、挽救生命，对急危重患者进行抢救并对抢救流程进行规范的制度。

1. 加强急危重患者抢救工作的领导，成立院抢救小组，动态管理成员，建立绿色通道，确保提供优质、高效、便捷、安全的急诊、急救服务，同时进一步做好与"110""120"的联动工作。

2. 确保通信信息畅通，机构医疗负责人、总负责人等骨干离开本市实行预报告制度，确保抢救工作的医疗技术力量，进一步提高对危重患者的抢救水平，提高抢救成功率。

3. 建立系统化、规范化的抢救工作操作程序，健全抢救工作的各种规章制度，完善常见急危重症患者抢救的医疗工作常规。出现急危重患者，发现者应第一时间通知抢救人员到位，急救负责人立即组织全院抢救小组技术骨干投入抢救工作。

4. 住院患者发生病情危重需要抢救时，工作日由科室主任负责，夜间及节假日由总值班负责主持，其余医师及护士统一服从调度。抢救完成后 6 小时内应由管床医师或科室值班医师将抢救记录记入病历，记录时间应具体到分，主持抢救的人员应当审核并签字。

5. 进一步落实对急危重患者的会诊抢救制度，做到院内急会诊 10 分钟之内到位。

6. 各临床科对抢救药品应定期清点、查对有效期。对抢救仪器、设备注意维护、保养，如有损坏及时检修，保证完好状态，满足抢救需要。

7. 对急危重患者交接班要做到口头、书面、床边三交接，班班有记录，节假日、夜间有会诊医师带领本病区值班医师做重点查房，各级各类人员不管任何时间接到危重抢救指令，应以最快速度到达，绝不允许借故推诿。

8. 住院患者出现急危重病情，科室应组织抢救，并及时向医务部门报备，医务部门接到报告，应了解患者病情，必要时赴现场协调治疗、抢救。组织必要的院外会诊，对抢救工作提出进一步诊治措施，同时临床医师应及时将病情告知家属，主动取得家属的支持配合，严格履行危重患者的家属签字制度，并出具病重、病危通知单，向患者家属交代病情的严重性和预后情况。

9. 坚持对每例急危重患者的抢救都要进行分析讨论制度，不断总结临床经验，积累抢救成功的资料，并在全院医务人员中定期组织专题学术讨论会。

七、死亡病例讨论制度

死亡病例讨论制度指为全面梳理诊疗过程、总结和积累诊疗经验、不断提升诊疗服务水平，对医疗机构内死亡病例的死亡原因、死亡诊断、诊疗过程等进行讨论的制度。

（一）讨论的目的

为总结死亡病例的诊疗经验、提高抢救成功率、降低临床死亡率制定本制度。

（二）讨论时间要求

凡死亡病例，一般应在患者死亡后1周内组织病例讨论，特殊病例应及时组织讨论。已进行尸检患者的病例讨论，待尸检病理报告后1周内进行。

（三）讨论地点和范围

死亡病例讨论在全科范围内进行，由科室主任主持，医护和有关人员参加，必要时医务部门派人参加。主管医师须事先做好准备，将有关病历资料整理完善，写出病历摘要，做好发言和记录准备。

（四）特殊病例讨论

特殊病例，如诊疗过程中非正常死亡，或由于明显违反临床诊疗规范导致，或有医疗纠纷可能，或涉及司法问题的病例，医务部门有权要求科室立即组织相关人员、相关科室进行讨论，达成统一意见。必要时，医务部门可以直接主持讨论。

（五）讨论内容

讨论内容包括病情介绍、诊断分析、诊治及抢救经过、死亡原因及分析、死亡诊断及经验教训等。应着重加强讨论的内涵质量。

（六）记录内容

讨论日期、地点，主持人和参加人员的姓名、职称，患者姓名、性别、年龄、婚姻、出生地、职业、工作单位、住址、入院日期、死亡日期和时间、死亡原因、死亡诊断（包括尸检和病理诊断）。参加者对诊断的意见、死亡原因分析、抢救措施意见、经验教训及该病国内外诊治进展等共同意见的综述。具体讨论意见及主持人小结意见。记录者需签名，主持人需审核签字。

（七）讨论结论

各科室应对死亡病例讨论专册记录，讨论的结论应当由管床医师记录在病历中，科室医疗质量与安全管理小组定期对该核心制度进行督查，医疗机构应当及时对全部死亡病例进行汇总分析，并提出持续改进意见。

八、临床查对制度

临床查对制度指为防止医疗差错，保障医疗安全，医务人员对医疗行为和医疗器械、设施、药品等进行复核查对的制度。

（一）临床科室

1.开医嘱、处方或进行治疗时，应查对患者姓名、性别、床号、住院号（门诊号）。

2. 执行医嘱时，要进行"三查八对"：摆药后查；服药、注射、处置前查；服药、注射处置后查。对床号、姓名和服用药品的药名、剂量、浓度、时间、用法、有效期。应当至少使用两种身份查对方式，严禁将床号作为身份查对的标识。

3. 清点药品时和使用药品前，要检查药品的质量、标签、有效期和批号，如不符合要求，不得使用。

4. 给药前，注意询问有无过敏史；使用毒、麻、限、剧药时要经过反复核对；静脉给药要注意有无变质，瓶口有无松动、裂缝；给多种药物时，要注意配伍禁忌。

5. 输血前，需经 2 人查对，无误后，方可输入；输血时须注意观察，保证安全。

（二）药剂科

1. 配方时，查对处方的内容、药物剂量、配伍禁忌，医师签名是否正确。

2. 发药时，查对药名、规格、剂量、用法与处方内容是否相符；查对患者标签（药袋）与处方内容是否相符；查对药品有无变质，是否超过有效期；查对患者姓名、年龄，并交代用法及注意事项。

（三）临床实验室

1. 采取标本时，查对科别、床号、姓名、检验目的。

2. 收集标本时，查对科别、姓名、性别、联号、标本数量和质量。

3. 检验时，查对试剂、项目，化验单与标本是否相符，以及标本的质量。

4. 检验后，查对目的、结果。

5. 发报告时，查对科别、病房。

（四）医学影像科

1. 检查时，查对科别、病房、姓名、年龄、片号、部位、目的。

2. 治疗时，查对科别、病房、姓名、部位、条件、时间、角度、剂量。

3. 使用造影剂时，查对患者对造影剂是否过敏。

4. 发报告时，查对科别、病房。

（五）功能检查科

1. 检查时，查对科别、床号、姓名、性别、检查目的。

2. 诊断时，查对姓名、编号、临床诊断、检查结果。

3. 发报告时，查对科别、病房。

（六）治疗科室

1. 各种治疗时，查对科别、病房、姓名、部位、种类、剂量、时间、皮肤。

2. 低频治疗时，并查对极性、电流量、次数。

3. 高频治疗时，并检查体表、体内有无金属异常。

4. 针刺治疗前，检查针的数量和质量，取针时，检查针数和有无断针。

九、危急值报告制度

危急值报告制度指对提示患者处于生命危急状态的检查、检验结果建立复核、报告、记录等管理机制，以保障患者安全的制度，包括检验、脑电图、影像、B 超、心电图、药学部等部门。危急值目录表由医技科室根据医院的实际情况提出，医务部门组织专家审核后在全院范围内公布，并定期更新和完善。危急值报告遵循首查负责制，即谁通知、报告，谁记录。

1. 医技科室一旦发现符合"危急值"范围的，必须第一时间电话通知病房医师或门诊医师。若 5 分钟内无人接听和应答，应迅速向医务部门（夜间和节假日为总值班）报告。

2. 医师通过电话接获"危急值"报告时，必须认真做好报告的登记工作。被通知者电话接到"危急值"报告后必须向报告者复述，经报告者确认后方可提供给医师使用。

3. 医师对危急值必须第一时间处置到位。

4. 各科室（包括医技科室和临床科室）都要建立"危急值"登记本，报告科室在登记本上记录报告时间，患者姓名、科室、床号、性别、年龄、检查项目及结果，报告者姓名，被通知者姓名；被通知科室登记本必须记录接到通知的时间，患者姓名、床号、性别、年龄、检查项目及结果，报告者姓名，被通知者姓名。

5. 被通知人在接到危急值报告后，必须第一时间对危急值做出响应，如果是管床医师或值班医师接到危急值报告，除了在被通知人栏签名外，还必须在对危急值处理后在处理人栏签名。如果是病区护士接到危急值报告，在报告床位医师或值班医师后，督促医师在处理危急值后，在处理人栏签名。

十、病历管理制度

病历管理制度指为准确反映医疗活动全过程，实现医疗服务行为可追溯，维护医患双方合法权益，保障医疗质量和医疗安全，对医疗文书的书写、质控、保存、使用等环节进行管理的制度。

1. 各机构应实行电子病历管理系统覆盖，因条件所限暂无法实行电子病历系统管理的机构，须参照相关制度规定制定纸质病历管理制度。电子病历是指医务人员在医疗活动过程中，使用信息系统生成的文字、符号、图表、图形、数字、影像等数字化信息，并能实现存储、管理、传输和重现的医疗记录，是病历的一种记录形式，包括门（急）诊病历和住院病历。

2. 电子病历各用户应遵守保密制度，妥善保管本人用户名和口令，并定期更换口令。为保护医患双方的权益，未经医务部门同意严禁擅自复制传播电子病历工作站的文件和数据。如因用户泄密原因引起电子病历纠纷的，按计算机记录的结果追究其法律责任。

3. 电子病历用户的操作权限类别分为病历书写、病历浏览、病历修改、病历封存。住院医师：病历书写、病历浏览、病历修改；主治医师：病历书写、病历浏览、病历修改；科室主任或具有副高级专业技术职称以上的人员：病历书写、病历浏览、病历修改、病历封存。各级医师对电子病历的操作权限由各科提出申请（科室主任签字），报医务部门审批，由信息处指定专人操作，用户操作权限原件留存由信息处备查。如需更改权限，科室提出申请（科室主任签字），报医务部门审批，由信息处指定专人操作，用户操作权限原件留存信息处备查。

4. 电子病历书写内容及修改时限按上级主管部门要求执行。

5. 住院病历（入院记录）、首次病程记录书写完成后由上级医师修改后及时打印存入病历夹中，并逐级签字确认。一般情况下，每次病程录书写完后由上级医师审阅修改，满一页即打印，打印后各级医师及时审核并签字。遇有医疗问题、有出现纠纷倾向时，病程记录应及时书写并及时打印交上级医师审签。

6. 所有协议书用印刷纸张或电子版打印纸质版进行医患双方签字。

7. 出院电子病历和纸质病历在 72 工作小时内完成归档，死亡病历在 7 日内完成归档。患者住院期间的各种检验、检查报告单等资料，应当在结果出具 24 小时内归入（录入）住院病历，不得遗漏。如有检查检验结果在患者出院时未回报，应在患者出院前履行告知程序，在病程中记录相关内容及随访要求；同时在出院小结和出院沟通记录中记录相关内容。检查检验结果回报后，应随纸质病历归档。

8. 临床科室的质控在出院后 72 工作小时内完成，电子病历归档后原则上不得修改，院级质控员在对打印后的出院病历进行质控发现需要修改时，由床位医师申请，科室主任同意，并由医务部门审核开通后方可修改，并保留修改痕迹。电子病历修正视情况纳入季度考核。

9. 病历只有在打印后经上级医师签字确认后方成为有效的医疗文件，同时成为具有法律效力的医疗文件。归档后的病历不允许再次打印。打印后纸质病历由病案室归档保存。

10. 门（急）诊电子病历由医疗机构保管的，保存时间自患者最后一次就诊之日起不少于 15 年；住院电子病历保存时间自患者最后一次出院之日起不少于 30 年。

11. 电子病历模板需要更改时，由科室提出更改方案，科室主任签字，报医务部门审批后，由信息处专人负责更改，方案原件留存备查。

12. 电子病历工作站为专机专用，不得接入光驱、软驱、U 盘，严禁擅自安装任何软件。未经许可，不得随意更改工作站的系统参数和软件配置。如使用、维护不当，造成损坏的，应由有关部门或个人负责赔偿。如发现违规操作，一经确认，根据情节和造成后果的轻重，追究当事人的经济或法律责任。

13. 各机构根据自身实际，设立医务部门、质量管理部门、病案管理部门等病历质量监管部门，随时对电子病历的书写质量进行监控。在对病历监控过程中，上述部门只能对电子病历进行查询和浏览，没有修改病历的权限。

14. 信息处操作人员应对电子病历进行日常维护，保证电子病历系统的正常运行。信息处操作人员只能对电子病历运行系统进行监控，不得擅自进行电子病历的修改、打印等操作，不得接待他人浏览电子病历，不得向他人提供打印病历。未经使用科室和医务部门同意不得进行电子病历模板的修改。依法需要公开的，须由相关部门提出书面申请或来函，并经过医务部门、分管领导同意后方可提供查阅服务。

15. 为申请人提供纸质病历复制服务。住院期间的病历复印，须由床位医师打印出来并签好字后，指定专人负责携带和保管陪同家属到病案室复印，不得擅自将病历交给家属自行复印。

16. 依法需要封存病历时，应当在医务部门、患者或其代理人双方共同在场的情况下，对纸质病历共同进行确认，并进行封存。封存的病历资料可以是原件，也可以是复印件，由医疗机构保管。病历尚未完成需要封存的，对已完成的病历先行封存，病历按照规定完成后，再对后续完成部分进行封存。医疗机构应当对封存的病历开列封存清单，由医患双方签字或盖章，各执一份。

17. 违反以上规定的，视情节轻重情况，纳入考核或根据有关法律法规进行处理。

十一、抗菌药物分级管理制度

抗菌药物分级管理制度指根据抗菌药物的安全性、疗效、细菌耐药性和价格等因素，对抗菌药物临床应用进行分级管理的制度。

1. 根据《抗菌药物临床应用指导原则 2015 版》及《抗菌药物临床应用管理办法》的有关规定，

医院根据抗菌药物的安全性、疗效、细菌耐药性和价格等因素将抗菌药物分为"非限制使用""限制使用"和"特殊使用"三级。

2. 各机构应制订本单位的"抗菌药物分级管理目录",由抗菌药物管理办公室(小组)根据《抗菌药物临床应用管理办法》精神及上级主管部门要求进行设定,该目录涵盖本机构全部抗菌药物,新药引进时应同时明确其分级管理级别。抗菌药物目录每年召开抗菌药物管理会议进行调整,调整后的目录到卫生行政部门进行备案。

3. 临床医师和药师由机构组织统一培训,考核合格后,授予临床医师相应的抗菌药物处方权和药师的抗菌药物调剂资格。机构每年组织培训并对抗菌药物处方权进行调整。

4. 抗菌药物使用原则与方法

总体原则:严格使用指征、坚持合理用药、分级使用、严禁滥用。具体使用方法如下。

(1)"非限制使用药物"所有具备处方权医师均可以根据病情需要选用。

(2)"限制使用药物"应根据病情需要,由主治及主治以上医师签名方可使用。

(3)"特殊使用药物"必须严格掌握指征,并经过本机构特殊级抗菌药物会诊专家会诊后,由副主任以上职称医师开具医嘱方可使用。

(4)紧急情况下未经会诊同意或需越级使用的,处方量不得超过 1 日用量,并做好相关用药指征病历记录,并应当于 24 小时内补办越级使用抗菌药物的必要手续。

5. 严格控制特殊使用级抗菌药物使用。特殊使用级抗菌药物不得在门诊使用。特殊使用级抗菌药物使用前需经院特殊级抗菌药物会诊专家会诊同意,由具有相应处方权医师开具医嘱或处方。具体流程为:临床医师评估病情确实需要使用,填写特殊使用级抗菌药物会诊单,通过医务部门(非正常工作时间为总值班)联系会诊专家,会诊专家同意使用后,由科室具有特殊使用级抗菌药物处方权医师开具医嘱。

6. 因特殊治疗需要,临床医师需使用抗菌药物目录以外抗菌药物的,必须履行审批手续。由临床科室提出申请,填写《医疗机构抗菌药物临时采购审核表》,说明申请购入抗菌药物的名称、剂型、规格、数量、使用对象和使用理由,经医院抗菌药物管理工作组审核同意后,由药学部门临时一次性购入使用。

7. 医务部门、药学部门每月对抗菌药物使用情况进行考核,对违规滥用抗菌药物的科室及个人,进行通报批评,情节严重者,将降低抗菌药物使用权限,直至停止处方权。

十二、临床用血审核制度

临床用血审核制度指在临床用血全过程中,对与临床用血相关的各项程序和环节进行审核和评估,以保障患者临床用血安全的制度。

1. 护理机构原则上不开展输血治疗　确有资质和条件开展输血治疗的机构,应设立本机构临床用血管理委员会,明确职责,定期开展活动。

2. 临床用血申请

(1)严格掌握输血适应证:临床医师应严格掌握输血适应证,区分紧急输血和择期输血的情况,做好用血前的评估,确保输血的治疗作用。

(2)履行知情同意程序

1)决定输血治疗前,经治医师应向患者或其家属说明输血的用途、不良反应和经血传播疾病的可能性,征得患者或其家属的同意,并在《输血治疗同意书》上签字后存入病历。输血前完善相关检测。

2）无家属在场、患者无自主意识需紧急输血进行救治时，应由主治医师将《输血治疗同意书》报总值班或医务部门签字批准，并置入病历。

（3）用血申请：任何情况下输血，均需填写《临床输血申请单》，由主治及主治以上职称医师逐项填写，由上级医师核准签字，连同受血者血样送交输血科进行备血。对于 Rh（D）阴性和其他稀有血型患者，必须提前 1 日将申请单和血样送交输血科，以备和市中心血站联系。

（4）临床用血量审批及权限：预计单次用血量在 800ml 以内的，由中级以上医师提出申请，报请上级医师核准审签；单次用血量在 800 ～ 1600ml 的，由中级以上医师提出申请，报请上级医师审核，科室主任核准审签；单次用血量超过 1600ml 的，由中级以上医师提出申请，科室主任核准审签后，报医务部门批准。急诊用血超过 1600ml 时，事后按照有关要求补办报批手续。

3. 血液入库、核对、贮存　血液成分入库前要认真核对验收。按 A、B、O、AB 血型将血液成分分别贮存于输血科专用冰箱不同层内或不同专用冰箱内，并有明显的标识。

4. 受血者血样采集与送检

（1）确定输血后，医护人员持输血申请单和贴好标签的试管，当面核对患者姓名、性别、年龄、病案号、病室 / 门急诊号、床号、血型和诊断，采集血样。

（2）由医护人员或专门人员将受血者的血样与输血申请单一同送交输血科，双方进行逐项核对。

5. 交叉配血

（1）配血者要逐项核对输血申请单、受血者和供血者血样，复查受血者和供血者 ABO 血型，并常规检查患者 Rh（D）血型、抗体筛查等项目，检查准确无误后，方可进行交叉配血。

（2）2 人值班时，交叉配血试验由 2 人互相核对；一人值班时，操作完毕后自己复核，并填写配血试验结果。

（3）血液发出后，输血科必须将受血者和供血者的血样标本保留至少 7 日备查。

6. 血液发放　配血合格后，由医护人员到输血科（检验科）取血。取血与发血的双方必须共同查对患者姓名、性别、住院号、门急诊号 / 病室、床号、血型、血液有效期及配血试验结果，以及保存血的外观等，准确无误时，双方共同签字后方可发出。

7. 输血前查对

（1）2 名医护人员核对交叉配血报告单及血袋标签等各项内容，检查血袋有无破损、渗漏，血液颜色是否正常。以上内容准确无误后方可输血。

（2）2 名医护人员带病历共同到患者床旁核对：患者姓名、性别、年龄、住院号、科别、床号、血型等，确认与配血报告相符，对神志清醒的患者要核对姓名，对神志不清的患者或儿童患者应得到家属证实确定无误后，用符合标准的输血器进行输血。

（3）取回的血应尽快输用，不得自行贮血。

8. 输血过程观察与记录

（1）患者在输血过程中，经治医师应密切观察有无输血反应，若有异常立即采取措施，及时报告上级医师指导处理并记载于病历中。

（2）疑为溶血性或细菌污染性输血反应时应立即停止输血，用静脉注射生理盐水维护静脉通路，及时报告上级医师、总值班或报医务部门，在积极治疗抢救的同时，做相关核对检查。

（3）临床输血出现不良反应和发生输血相关疾病时，相关科室医师应网报输血反应，并及时调查处理。输血科（检验科）每月统计上报医务部门，并向负责供血的血站反馈。

（4）输血完毕后，医护人员将输血记录单（交叉配血报告单）贴在病历中。医护人员对有输血反应的应网报填写输血反应回报单，由输血科保存。如无反应，输血后血袋应立即送回输血科，由输血科保留 24 小时后，统一销毁。

9. 临床医师应做好每次输血记录和疗效评价，确保输血病历的完整性。

10. 医务部门每月对全院输血病历进行督导检查、分析、公示，提出整改意见。

十三、医疗安全（不良）事件管理制度

（一）医疗安全（不良）事件的含义

医疗安全（不良）事件是指在临床诊疗活动中以及医院运行过程中，任何可能影响患者的诊疗结果、增加患者的痛苦和负担并可能引发医疗纠纷或医疗事故，以及影响医疗工作的正常运行和医务人员人身安全的因素和事件。包括以下方面。

1. 可能损害患者健康或延长患者住院时间的事件。

2. 可能导致患者残疾或死亡的事件。

3. 不符合临床诊疗规范的操作。

4. 可能引起患者额外经济损失的事件。

5. 可能给医务人员带来人身损害或经济损失的事件。

6. 各类可能引发医疗纠纷的事件。

7. 其他可能导致不良后果的事件或隐患。

（二）分类

医疗安全（不良）事件所属类别不同，划为八大类。

1. **医疗事件**　主要是指医疗诊断或治疗失误导致患者出现严重并发症、非正常死亡、严重功能障碍、住院时间延长或住院费用增加等事件，包括误诊、误治、麻醉、导管意外、其他。

2. **药品事件**　主要是指在管理及调剂药品时出现的不良事件及严重药物不良反应等事件，包括药品管理应用、药品调剂分发、药品不良反应 / 事件、其他。

3. **护理事件**　主要是指患者在住院期间发生的与患者安全相关的护理意外事件，包括跌倒 / 坠床、烧烫伤、压疮、误吸、误咽、导管意外、约束意外、转运意外、输液不良反应、其他。

4. **医学技术检查事件**　主要是指在辅助检查过程中因操作失误或仪器故障等发生的事件，包括标本采集、功能检查、医学影像、放射安全、其他。

5. **输血事件**　主要是指在输血过程中因操作不当、记录失误及严重输血不良反应等事件。

6. **医院感染事件**　主要是指在院内发生的严重感染等事件。

7. **医疗器械事件**　主要是指因医疗器械或医疗设备的原因给患者或医务人员带来损害等事件。

8. **综合事件**　主要是指在临床诊疗活动中及医院运行过程中发生的其他不良事件，包括查对 / 识别、信息传递、知情同意、诊疗记录、饮食与营养事件、物品运送、安全管理及意外伤害事件等。

（三）医疗安全（不良）事件等级划分

医疗安全（不良）事件按事件的严重程度分 4 个等级。

（1）Ⅰ级事件（警告事件）：非预期的死亡，或是非疾病自然进展过程中造成患者永久性功能丧失。

（2）Ⅱ级事件（不良后果事件）：在疾病医疗过程中，因诊疗活动而非疾病本身造成的患者机体与功能损害。

（3）Ⅲ级事件（未造成后果事件）：虽然发生了错误事实，但未给患者机体与功能造成任何损害，或有轻微后果而不需任何处理可完全康复。

（4）Ⅳ级事件（隐患事件）：由于及时发现错误，未形成事实。

（四）医疗安全（不良）事件报告的原则

1. Ⅰ级和Ⅱ级事件属于强制性报告范畴，报告原则应遵照国务院《医疗事故处理条例》（国务院令第 351 号）、卫生行政部门《重大医疗过失行为和医疗事故报告制度的规定》（卫医发〔2002〕206 号）执行。

2. Ⅲ、Ⅳ级事件报告具有自愿性、保密性、非处罚性和公开性的特点。

（1）自愿性：医院各科室、部门和个人有自愿参与的权利，提供信息报告是报告人（部门）的自愿行为。

（2）保密性：该制度对报告人及报告中涉及的其他人和部门的信息完全保密。报告人可通过网络、信件等多种形式具名或匿名报告，相关职能部门将严格保密。

（3）非处罚性：报告内容不作为对报告人或他人违章处罚的依据，也不作为对所涉及人员和部门处罚的依据。

（4）公开性：医疗安全信息在院内通过相关职能部门公开和公示，分享医疗安全信息及其分析结果，用于医院和科室的质量持续改进。公开的内容仅限于事例的本身信息，不涉及报告人和被报告人的个人信息。

3. 报告部门

（1）医疗、护理、康复治疗相关不良事件上报医务部门。

（2）药品相关不良事件上报药学部。

（3）器械与设备相关不良事件上报医学工程部。

（4）感染相关安全不良事件上报医院感染管理处。

（5）基础设施相关不良事件上报总务处。

（6）治安相关不良事件上报保卫处。

（7）综合事件按照发生环节上报相关部门。

（五）报告程序与职责

1. 医务人员和相关科室

（1）各科室要建立不良事件上报网络，各科室主任、护士长、治疗师长为指定网络成员。

（2）发生或发现医疗安全（不良）事件时，医务人员除了立即采取有效措施，防止损害扩大外，还应立即向所在科室的护士长、病区主任（或负责人）、科主任报告，康复治疗部应立即向所在部门的小组长、治疗师长报告，同时由不良事件上报网络成员按规定上报相关职能部门，做好上报记录登记，并在科室范围内进行原因分析及做出整改意见。

（3）各科室按照职能部门意见进行整改，每季度对本科室医疗安全（不良）事件进行分析、总结。

2. 各职能部门职责

（1）各相应职能部门接到报告后进行调查核实，按事件性质提出处理意见并将处理意见反馈至各相关科室，督促相关科室限期整改，重大事件上报分管院领导。

（2）各相应职能部门每月向医务部门上报上月《医疗安全（不良）事件报告统计表》汇总（电子版）。

（3）各相应职能部门对每月向医务部门上报的上月本部门的医疗安全（不良）事件进行汇总、统计、分析，形成书面报告（电子版）。

（4）医务部门每季度组织召开一次医疗安全（不良）事件例会，针对本机构上报的医疗安全（不良）事件进行季度分析，提出防范和整改措施，并及时反馈到各科室，以保证医疗质量持续改进。同时，讨论对不良事件的奖惩建议，并提交给院绩效考核管理小组。医疗机构每季度在医院《医疗质量与安全管理信息简报》上通报医疗安全（不良）事件信息。

（5）如医疗安全（不良）事件涉及 2 个或 2 个以上部门，由各科室将医疗安全（不良）事件分别报告相关的职能部门，由相关职能部门共同协调解决，必要时上报分管领导组织召开部门间联席会议。

（6）医务部门每年组织 2 次本机构范围内的医疗安全教育大会，重点剖析各种典型案例，进行警示教育，举一反三，促进医疗质量的持续改进。

（7）各职能部门在年终形成本部门的不良事件的脆弱性分析，上报医务部门，由医务部门形成全院的脆弱性分析报告书。

（六）医疗安全（不良）事件的上报方式与时限

1. 书面报告

（1）警告事件（Ⅰ级）：不良事件发生部门或个人应在处理的同时立即口头或电话报告相关职能部门。职能部门在 2 小时内上报分管院领导，必要时直接上报院长，并在 24 小时内履行书面报告。

（2）不良事件（Ⅱ级）：24 小时内书面报告相关职能部门。

（3）未造成后果事件（Ⅲ级）和隐患事件（Ⅳ级）：发生后立即报告科室负责人，事发 72 小时内完成报告表上报相关职能部门，职能部门核实结果后上报分管领导。

2. 紧急电话报告　在医疗安全（不良）事件可能迅速引发严重后果的紧急情况时使用，并随后履行书面补报，白天上报相应职能部门，夜间及节假日上报总值班人员。

3. 院内网络报告　登录不良事件报告系统进行上报，报告时限同书面报告。

（七）医疗安全（不良）事件奖惩制度

对医疗安全（不良）事件Ⅰ、Ⅱ级事件实行强制报告，对Ⅲ级、Ⅳ级事件实行奖励报告为主，并为报告者保密原则。每月由医疗部门对不良事件和安全隐患报告例数进行汇总，在月度管理例会讨论奖惩建议，并提交给绩效考核管理小组，在月度绩效中体现奖惩。

1. 鼓励自愿报告，Ⅲ、Ⅳ级事件主动报告者予以一定奖励。

2. Ⅰ、Ⅱ级事件隐瞒不报，经查实，视情节轻重，按照本机构奖惩管理条例相关内容，给予当事人和科室管理人相应处理。

3.构成医疗事故和差错的医疗安全（不良）事件，按相关规定进行处理。

十四、医患沟通制度

（一）沟通时间

1.院前沟通　门诊医师或责任医师在接诊患者后，应将检查结果、初步诊断，以及需要门诊或住院治疗的指征与患者或其家属沟通，争取患者对各种医疗处置的理解。必要时，应将沟通内容记录在门诊病历上，并由患者或其家属签字。

2.入院时沟通　病房接诊医师在接收患者入院时，应在首次病程记录完成时即与患者或其家属进行疾病情况沟通。平诊医患沟通应于患者入院后8小时内完成；急重症医患沟通应在患者入院后2小时内完成。

3.住院期间沟通　患者病情变化时随时沟通；有创检查及有风险处置前1日沟通；变更治疗方案前沟通；贵重药品使用前沟通；发生欠费且影响患者治疗时沟通；急、危、重症患者随疾病的转归及时沟通；输血前沟通；使用医保目录以外的诊疗项目或药品前沟通；其他需要沟通的特殊情况随时沟通。

4.出院前沟通　患者出院前，医护人员应向患者或其家属明确说明患者在院时的诊疗情况、出院医嘱及出院后注意事项及是否定期随诊等内容。

（二）沟通内容

1.疾病诊断　每一种疾病诊断。

2.诊疗方案　相关检查评定、治疗目标及治疗方法。

3.治疗药物　主要治疗药物。

4.诊疗风险　药物常见不良反应，特别是严重不良反应；创伤性检查可能带来的损害；康复治疗风险。

5.预后估计　依据患者病情和现有诊疗水平，评估可能出现的转归情况。

6.诊疗费用　在通常治疗周期之内，需要花费的医疗费用。

7.其他　与疾病相关的注意事项。

（三）沟通方式

1.临床沟通　首次沟通是在医师接诊患者查房结束后进行，并将沟通情况记录在医患沟通记录单上。护士在患者入院后，应向患者或其家属介绍医院、科室概况、住院须知等入院宣教内容。沟通地点设在医护人员办公室。

2.分级沟通　对于普通病情患者，由责任医师在查房时，与患者或其家属进行沟通；对于疑难、危重患者，由患者所在的病区（主任或副主任医师、主治医师）共同与患者或其家属进行正式沟通；对治疗风险较大的患者，由科室主任、负责医师共同与患者或其家属沟通，征得患者或其家属的同意，在特殊检查治疗单中请患者或其家属签字确认。必要时可将患者病情上报医务部门，由医务部门组织人员与患者家属进行沟通，签订医疗协议书。

3.出院访视沟通　对已出院的患者，医护人员采取电话回访或登门拜访的方式进行沟通，并在出院患者登记本中做好记录。了解患者出院后的恢复情况和对出院后用药、休息等情况的康复指导。

（四）沟通方法

1. 以预防为主的沟通　在医疗活动中，如发现可能出现问题的患者，应立即将其或家属作为重点沟通对象，针对问题进行沟通。并做好交班，使下一班医护人员做到心中有数、有的放矢地做好沟通与交流工作。

2. 变换沟通者　如责任医师与患者或其家属沟通有困难或有障碍时，应另换其他医务人员或上级医师、科室主任与其进行沟通。

3. 书面沟通　对丧失语言能力或需进行某些特殊检查、治疗、重大手术的患者，患者或其家属不配合或不理解医疗行为的，或一些特殊的患者，应当采用书面形式进行沟通。

4. 协调统一后沟通　诊断不明或疾病病情恶化时，在沟通前，医—医之间、医—护之间、护—护之间要相互讨论，统一认识后由上级医师对家属进行解释，避免使患者和家属产生不信任和疑虑的心理。

5. 实物对照讲解沟通　医护人员可以利用人体解剖图谱或实物标本对照讲解沟通，增加患者或其家属的感官认识，便于患者或其家属对诊疗过程的理解与支持。

（五）沟通技巧

1. 注重倾听，多听患者或其家属说，尽量让患者和家属宣泄和倾诉，对患者的病情尽可能做出准确解释。

2. 掌握病情、检查结果和治疗情况；掌握患者医疗费用情况及患者、家属的社会心理状况。

3. 留意沟通对象的教育程度、情绪状态及对沟通的感受；留意沟通对象对病情的认知程度和对交流的期望值；留意自身的情绪反应，学会自我控制。

4. 避免使用刺激对方情绪的语气、语调、语句；避免压抑对方情绪、刻意改变对方的观点；避免过多使用对方不易听懂的专业词汇；避免强求对方立即接受医师的意见和事实。

（六）沟通记录

每次沟通都应在指定的医患沟通记录单上记录，必要时在病程记录中记录。记录的内容有沟通的时间、地点、参加的医护人员及沟通的实际内容、沟通结果，在记录的结尾处应要求患者或其家属签署意见并签名，最后由参加沟通的医护人员签名。

（七）沟通评价

1. 医患沟通作为医疗文件中常规项目，纳入本机构医疗质量考核体系并作为质控点。

2. 因没有按要求进行医患沟通，或医患沟通不当引发医疗纠纷，从重处罚。

十五、保障患者合法权益制度

1. 患者的权益是指患者在患病就医期间所拥有的而且能够行使的权利和应该享受的利益。医务人员应当尊重和维护患者的合法权益。

2. 医务人员应依法维护患者最基本的权益，即有权获得适宜的医疗诊治。

3. 患者的合法权益

（1）享受平等医疗权：凡患者不分性别、国籍、民族、信仰、社会地位和病情轻重，都有权受到礼貌周到、耐心细致、合理连贯的诊治服务。

（2）享受安全有效的诊治：有权在安全的医疗环境下接受诊疗照护。凡病情需要，有助于改善健康状况的诊断方法、治疗措施、护理条件，都有权获得。

（3）享有知情权：有权了解病情、病因、诊断、治疗计划和预后情形；有权知晓药物的疗效、副作用和使用方法。

（4）享有选择权：有权参与医疗、治疗、护理过程，并且决定接受或拒绝诊疗。

（5）享有隐私权：未经同意，医务人员不得无故泄露患者的病情资料，也不应和无关人员讨论。患者的病情资料与记录均由医院妥善保管并保密。

（6）享有获得权：有权获得正确的医疗资讯，包括病情、诊断、治疗计划、用药、饮食和护理指导咨询。有权申请自己的病历复印件、医疗费用明细表。

（7）享有投诉权：如果对医院的医疗服务有任何意见或不满意，有权拨打投诉专线进行投诉。

4.医务人员应尊重患者自由选择和拒绝治疗的权利

（1）患者有权根据医疗条件或自己的经济条件选择医院、医护人员、医疗、治疗及护理方案。

（2）患者在法律允许的范围内（精神病、传染病患者的某些情况属不允许范围）可拒绝治疗，也有权拒绝某些实验性治疗。但医生应说明拒绝治疗的危害。

（3）在不违反法律规定的范围内，患者有权自动出院，但必须自行承担由此引起的一切后果和责任，并签字为据。

5.医务人员应尊重和维护患者的隐私权

（1）患者在医疗过程中，对由于医疗需要而提供的个人信息或隐私，有要求保密的权利。医务人员应严守私密，不得向外人泄漏。

（2）患者对接受检查的环境有权要求具有合理的声音、形象方面的隐蔽性。由异性医务人员进行某些部位的体检治疗时，有权要求第三者在场。

（3）在进行涉及床边会诊、讨论时，有权要求非医疗人不得参与；有权要求其病案只能由直接涉及其治疗或监督病案质量的人阅读。

6.患者有监督自己的医疗及护理权益实现的权利

（1）患者有权监督医院对自己所实施的医疗护理工作，如果患者的正当要求没有得到满足，或由于医护人员的过失造成患者身心的损害，患者有权向医院提出质疑或依法起诉。

（2）患者在接受治疗的过程中，有权审查其支付的账单，并有要求解释权。

7.医务人员应充分尊重患者的知情同意权，严格遵守护理院知情同意制度的有关规定，履行告知义务。

8.医务人员应主动了解患者的民族和有无宗教信仰，尊重患者的民族风俗习惯和宗教信仰。对患者提出的关于民族风俗习惯和宗教信仰的要求，在客观条件允许和不影响治疗的前提下，应充分配合，尽量满足。

9.患者权利和义务告知与公示

（1）对于门诊患者，采用公告公示的方法。

（2）对于住院患者，以书面文件形式，将《患者入院须知》发至每一位患者。

（3）对于特殊检查和治疗的患者，由责任医生实事求是地提供诊疗信息，做到与患者家属有效沟通，履行书面文件签署并存档。

十六、医嘱管理制度

1.医嘱必须由获得本院处方权的执业医师在其范围内下达，只有经医务部门核准，有处方权资格的医师才可以下达电子医嘱。

2. 医嘱分为长期医嘱、临时医嘱。住院患者的所有医嘱都要记录在病历中固定的记录单中。医嘱单包括长期医嘱单、临时医嘱单。门诊患者的所有医嘱要记录在门诊病历中。

3. 新入院患者、转科患者的医嘱应在患者到达病房后 2 小时内开出，急诊患者、危重患者的医嘱应尽快开出。例行查房的医嘱要求在上午 10 时以前开出。病情变化可以随时开具医嘱。

4. 医嘱原则上要求层次分明，入院患者的长期医嘱、临时医嘱先后顺序要符合要求。下达医嘱的时间要精确到分。

5. 药物医嘱需写明药物的通用名称、用量、用法、数量。静脉输液应分组列出配方、使用顺序、输液速度及用药途径。

6. 医师开具医嘱后，由护士逐项核对、执行并注明执行时间。

7. 医师下达检验医嘱后，所有检验标本采集前由护士贴上标签，标签上应有患者姓名、门诊号或住院号、科室、标本名称、检验项目。若检验科工作人员及病区工作人员在核对标本时发现异常情况，应及时相互沟通核实并记录。

8. 医师在开出所有物理检查（如放射、超声、心电图等申请单）时，要在申请单中注明有价值的病史、症状、体征等信息资料，以利于检查科室的医师或其他有资格的工作人员根据相关信息资料给出正确的检查报告。开单医师同时应将某些重要临床检验及物理检查的原因、目的、结果及分析、评估、处理意见记录在病程记录中。

9. 长期医嘱：长期医嘱内容包括专科护理常规、护理级别、特别护理、特殊体位、病重、饮食、陪伴人员、药物使用、约束、隔离等。

10. 临时医嘱的书写顺序一般先写三大常规等诊断性医嘱，然后再写用药、处置等治疗性医嘱。

11. 患者出院时必须开具出院医嘱，包括出院带药。

12. 医师开出医嘱后要自查一遍，确认无错误、遗漏及重复。开出需紧急执行的医嘱时必须向当班护士做特别交代。护士应及时查对、执行医嘱。

13. 对明显违反诊疗常规的错误医嘱，护士有责任及时通知医生进行更改。对有疑问或模糊不清的医嘱，按如下流程执行或澄清：首先向开出医嘱的医师查询确认，如仍有疑问或模糊不清的应向科室负责人报告，直至确认无疑后执行。

14. 如有本班护士未能执行的医嘱，必须向下一班护士交班并在护士交班本上注明。

15. 护士在抢救患者生命的情况下，应根据心肺脑复苏抢救程序等规范对患者先进行紧急处置，并及时报告医师。

16. 口头医嘱：只有在抢救等紧急情况下医师才可以下达口头医嘱，其中在某些特殊情况下，当医师不能够立即到达现场而又需要立即处理时可以执行电话医嘱。平诊情况不允许使用口头医嘱或电话医嘱。护士在执行口头医嘱或电话医嘱时要确定患者姓名、医嘱内容并复述医嘱内容，经开医嘱医师确认及双人核查无误后方可执行，执行后记录执行时间并签名。在抢救结束后 6 小时内由下达口头医嘱的医生补开医嘱内容，补开医嘱时注明医嘱下达时间。

17. 如果临时医嘱开出后发现需要更改，在护士未执行的情况下，可以取消该医嘱。已执行的临时医嘱不能取消。长期医嘱已生效但没有执行需要取消则按照长期医嘱的停止进行操作。

18. 由两种以上的药物组成的一组医嘱，如果需要停止或取消其中一种药物时，则需要停止或取消整组，然后重新开出整组医嘱，不允许只取消或停止其中的某一药物。

19. 医嘱处理过程中发现的错误，科室要进行登记、总结、分析，以便总结经验，不断提高医疗质量。

十七、患者风险评估制度

1. 通过对患者的一般资料、躯体状况及风险因素的评估及时对相关风险做出评估并提前采取有效应对措施。

2. 住院患者的评估包括入院时的风险评估、住院中的风险评估和出院前的风险评估。

3. 入院时的风险评估在患者入院 48 小时内完成，评定为高风险患者，科室须在 5 ～ 7 天再次评估。住院中的风险评估根据患者病情随时评估。

4. 风险评估一般由经治医生负责，上级医师负责风险评估的复核并及时纠正风险评估等级。

5. 风险评估的结果必须在病程记录中记录，并将相关结果在医患沟通中告知患者家属。

6. 评定为高风险者每周主治以上医师必须查房 3 次并有相应的处理措施。

7. 高风险患者在病历、床头牌、护士站及医生重点患者登记板上必须有醒目的标记。

十八、患者健康教育制度

1. 医务人员在提供诊疗服务时，应提供适宜的健康宣教服务。

2. 健康教育应在评估患者及其家属需求的基础上，由医务人员、患者、家属共同完成。

3. 各科室及门诊应根据科室医疗特色、患者需要，制作健康教育宣传栏、宣传册、宣传推文等，以各种形式向患者及其家属进行健康指导。

4. 对住院患者开展健康教育覆盖率应达 100%。

5. 医务人员应熟悉本专科相关健康教育内容。

6. 定期召开工休座谈会，征求患者及其家属的意见。

7. 健康教育的内容

（1）门诊健康教育规章制度

1）门诊部主管门诊健康教育，门诊医务人员积极参与，在候诊区醒目位置设立健康教育专栏，传播各科常见病和季节性传染病的预防、急救等知识，经常更换宣传内容；督促医务人员在门诊过程中开展健康教育。

2）门诊医务人员以口头讲解形式，对患者的行为和生活方式给予指导；向患者或其家属发放健康教育宣传品。

（2）住院健康教育规章制度

1）各临床业务科室负责人主管住院健康教育，住院区设立健康教育专栏，并定期更换宣教内容；定期召开工休座谈会，举办健康教育讲座等。督促检查医务人员对患者入院、住院和出院过程中的健康教育工作。

2）责任护士按照护理程序评估患者的健康状况，了解其心理需求，进行心理指导和遵医行为教育，体现专科化、专病化、个体化。

3）责任护士须及时向医师反馈患者信息，协助医师开展综合性的健康教育工作，督促和指导患者实现行为目标，为患者提供出院指导和康复指导，如疾病复发的预防和应急处理方法，辅助器械的使用及相关注意事项、康复训练、随访等。

4）将住院患者健康教育纳入医疗重点环节管理，责任护士及时完成健康教育记录，病区护士长或责任组长进行质量管理和评价。

（3）出院患者健康教育规章制度

1）病区医务人员对出院患者及其监护人开展疾病的健康教育，提高患者和监护人的健康知识水平。

2）患者和监护人能知晓和理解出院后用药、复诊、康复等内容。

3）医务人员对出院患者要实行主动回访、预约复诊，定期随访患者在院外服药情况、药物副作用情况、病情稳定、康复训练执行情况、社会功能恢复情况、心理认知、生活工作中的注意事项等方面的内容。

4）必要时为患者所在的社区医师提供患者治疗、康复的建议和方案。

5）病区对出院患者的预约复诊和随访的具体方式有记录。

6）相关职能科室对病区开展的出院患者健康教育工作定期检查，病区对存在的问题有改进和相应的记录。

（管红波）

第 4 章

护理院医技岗位职责与制度

第一节 概 述

一、定义

（一）医技科室

医技科室是医院的重要组成部分，是为患者提供疾病诊断依据、功能检查、药物供应等服务的部门，具有专业种类多、工作范围广、技术更新快等特点。

（二）医疗技术

医疗技术是指医疗机构及其医务人员以诊断和治疗疾病为目的，对疾病做出判断、消除疾病、缓解病情、减轻痛苦、改善功能、延长生命，帮助患者恢复健康而采取的诊断与治疗措施。

二、医技科室的内容

医技科室包括药剂科、检验科、放射科、物理诊断科、核医学科、理疗科、手术室、供应室、营养科、血库及医疗器械管理科等。

第二节 药剂科职责与规章制度

一、药剂科岗位职责

（一）药剂科主任岗位职责

1. 在院长领导下，负责本科室的医疗、教学、科研和行政管理工作。

2. 制定本科室发展目标、规划，工作计划和实施方案，经院长批准后组织实施，经常督促检查，按期总结汇报。

3. 拟定药品采购计划及新药引进品种，经药事委员会讨论批准后组织实施。

4. 掌握国内外学术动态，及时组织本科室人员学习，积极开展新技术、新业务；努力提高服务质量。

5. 督促和检查毒、麻、限、剧、贵重药品的使用、管理及药品检验鉴定工作，领导本科室人员认真执行各项规章制度和技术操作规程，确保安全，严防并及时正确处理差错事故。

6. 经常深入科室，征求意见，主动供应。得知有危重患者抢救时，组织人员积极参加，主动配合。

7. 领导本科室人员进行业务学习，进行技术考核，提出升、调、奖、惩的具体意见。

8. 督促检查各科室的药品使用和管理情况。

9. 组织中草药的加工炮制和改革剂型，开展科学研究和技术革新。

10. 组织及指导药学院校学生生产实习和医疗单位药剂人员进修培训指导工作。

11. 确定本科室人员轮换和值班安排。

12. 副主任协助主任负责相应的工作。

（二）主任、副主任（中、西）药师岗位职责

1. 在科室主任的领导下，指导本科各项业务技术工作。

2. 指导复杂的药剂调配和制剂，保证配发的药品质量合格、安全有效。

3. 督促检查毒、麻、限、剧、贵重药品使用管理及药品检验鉴定工作。

4. 经常深入临床科室，了解用药情况，必要时参加院内疑难病例大会诊及病例讨论。

5. 开展科学研究，配合临床，开发新剂型、开展新技术。

6. 担负教学工作，指导进修生、实习生学习。做好科室内各级人员业务培训提高工作。

（三）主管（中、西）药师岗位职责

1. 在科室主任领导和主任药师指导下进行工作。

2. 负责指导本科室技术人员对药品的调配、制剂和加工炮制工作。

3. 负责药品检验、鉴定，保证药品质量符合药典规定。

4. 组织参加科学研究和技术革新。

5. 检查毒、麻、限、剧、贵重药品和其他药品的使用、管理情况，发现问题及时处理。

6. 担任教学和进修、实习人员的培训工作，组织本科室技术人员的业务学习。

7. 认真执行各项规章制度和技术操作规程，严防差错事故。

（四）药剂师（中药师）岗位职责

1. 在科室主任领导和主管药师指导下进行工作。

2. 指导和参加药品调配、制剂工作。认真执行各项规章制度和技术操作规程，严防差错事故。

3. 负责药品检验鉴定和药检仪器的使用保养，保证药品质量符合药典规定。

4. 参加科学研究和技术革新。

5. 检查毒、麻、限、剧、贵重药品和其他药品的使用、管理情况，发现问题及时研究处理，并向上级报告。

6. 担任教学和进修、实习人员的培训，指导药剂士、调剂员的业务学习和工作。

（五）药剂士（中药剂士）岗位职责

1. 在药剂师的指导下进行工作。

2. 按照分工，负责药品的预算、请领、分发、保管、采购、报销、回收、下送、登记、统计和药品制剂与处方调配等工作。

3. 主动深入科室，征求意见，不断改进药品供应工作。

4. 担负药剂员的业务学习和技术指导。

5. 认真执行各项规章制度和技术操作规程，严格管理毒、麻、限、剧、贵重药品，严防差

错事故。

6. 经常检查和校正天平、冰箱、干热灭菌器及注射液过滤装置等设备，保持其性能良好。

（六）药剂员（中药剂员）岗位职责

1. 在药剂师、药剂士指导下进行工作。

2. 负责处方调配和一般制剂工作。

3. 协助药剂师、药剂士进行灭菌制剂的配制和消毒。

4. 协助药剂士进行药品的出纳、分发、保管、消耗、回收、下送、登记、统计工作。

5. 负责所在工作室的清洁卫生工作。

二、药剂科规章制度

（一）药剂科规章制度

1. 药剂科是在院长直接领导下工作，既有很强的专业技术性，又有执行药政法规和药品管理的职能性。

2. 必须严格执行《中华人民共和国药品管理法》《医疗机构药事管理暂行规定》及《处方管理办法》等相关的法律法规。

3. 具体负责药品采购、保管、分发、调剂、制剂、质量监测，以及临床用药管理和药学服务等有关药事管理工作。

4. 应根据相关的规范要求制订出科学的、完善的、可行的规章制度、操作规程和岗位责任制，并认真落实和执行。

5. 应经常以各种不同的形式组织本部门的各级各类药学技术人员，学习和掌握专业技术知识与技能，提高全体人员的技术和服务水平。

6. 结合本院的功能、任务和本部门的实际情况，制订出切合实际的部门发展规划和服务工作计划，并予以实施。

7. 必须牢固树立以患者为中心、面向临床的服务意识。积极倡导和鼓励药师参与临床药物治疗工作中，开展临床药学服务。

8. 有条件的机构，建立临床药师制度。

（二）西药房规章制度

1. 在药剂科领导下工作。

2. 工作人员工作服穿着整洁，佩戴工作牌，文明礼貌服务。

3. 保持工作环境整洁干净，严禁室内吸烟。

4. 药剂人员树立高度责任心，一切以患者的用药安全为原则，严格执行"四查十对"：查处方，对科别、姓名、年龄；查药品，对药名、剂型、规格、数量；查配伍禁忌，对药品性状、用法用量；查用药合理性，对临床诊断。

5. 认真执行《处方管理办法》，对错误处方或缺药处方应退回请原处方医师更改，药剂人员不得擅自更改；对滥用药品、配伍禁忌、超剂量的处方和涂改处方，药剂人员有权拒绝调配，必要时经处方医师更正或重新签字方可调配。

6. 麻醉药品、精神药品和医疗毒性药品的使用、保管和调配必须严格执行有关管理制度。

7. 有计划地请领、储存药品，防止积压、损坏和浪费。

8. 药品按其性质、剂型、用途和储存条件保管。

9. 每月定期检查药品有效期和质量，发现问题及时处理，并记录。

10. 已经发出的药品原则上不给予退换，因特殊原因（如药物不良反应、禁忌证等）需退药的，必须按照相关管理规定执行。

11. 每季度盘点一次、做到账物相符。

12. 药房 24 小时有人值班，值班人员按时交接班，不得迟到、早退，不得擅自离岗，并完成值班日的各项工作任务。

13. 其他人员非公事不得进入西药房。

（三）中药房规章制度

1. 在药剂科领导下工作。

2. 工作人员工作服穿着整洁，佩戴工作牌，文明礼貌服务。

3. 保持工作环境整洁干净，严禁室内吸烟。

4. 药剂人员树立高度责任心，一切以患者的用药安全为原则，严格执行"四查十对"：查处方，对科别、姓名、年龄；查药品，对药名、剂型、规格、数量；查配伍禁忌，对药品性状、用法用量；查用药合理性，对临床诊断。

5. 认真执行《处方管理办法》，对错误处方或缺药处方应退回请原处方医师更改，药剂人员不得擅自更改；对滥用药品、配伍禁忌、超剂量的处方和涂改处方，药剂人员有权拒绝调配，必要时经处方医师更正或重新签字方可调配。

6. 方剂中如有需先煎、后下、另煎、烊化、冲服等药材，必须单包并注明。

7. 中药材应按药性分类管理，除需密闭保存的品种外，应定期通风晾晒。库内应有防潮、防虫、防霉、防变质、防鼠等措施及消防设备；贵重药材应专柜、专账、专人管理。

8. 每季度盘点一次、做到账物相符。

9. 有计划地请领、储存药品，防止积压、损坏和浪费。

10. 每月定期检查药品有效期和质量，发现问题及时处理，并记录。

11. 已经发出的药品原则上不予退换，因特殊原因（如药物不良反应、禁忌证等）需退药的，必须按照相关管理规定执行。

12. 其他人员非公事不得进入中药房。

（四）中心药房规章制度

1. 在药剂科领导下工作。

2. 工作人员工作服穿着整洁，佩戴工作牌，文明礼貌服务。

3. 保持工作环境整洁干净，严禁室内吸烟。

4. 负责临床科室住院患者用药的配发。

5. 应有计划地请领、储存药品，防止积压、损失和浪费。

6. 药品按其性质、剂型、用途和储存条件保管。

7. 接到医嘱用药单时，应认真审查，如有错误或缺药应请原处方医师更改，药剂人员不得擅自更改。

8. 调配长期医嘱药品时，严格执行查对制度，认真查对床号、姓名、药名、规格、剂量，查清药品的性质、配伍禁忌等有关注意事项，必要时给予标号或交代清楚。

9. 药品调配完毕后应自行查对一遍，请领药品的科室护士取药时必须当面查对。

10. 新药领回要及时通知使用科室；药品短缺要做好登记，耐心向科室做好解释工作，为临床介绍并提供能替代的药品。

11. 每月定期检查药品质量，发现问题及时处理。

12. 已经发出的药品原则上不予退换，因特殊原因（如药物不良反应、禁忌证等）需退药的，必须按照相关管理规定执行。

13. 麻醉药品、精神药品和医疗毒性药品的使用、保管和调配必须严格执行有关管理制度。

14. 每季度盘点一次、做到账物相符。

15. 其他非公人员不得进入中心药房药品储存区。

（五）临床药学规章制度

1. 负责本院临床药学工作，以服务患者为中心，遵循药物临床应用指导原则、临床治疗指南和循证医学原则，紧密结合本院临床用药实践，建立和完善临床药师的软硬件设施，根据工作需要和可能，配备相应的临床药学技术人员和设备、图书等。

2. 临床药师应由药学专业专科以上学历，并具有中级以上专业技术职务的药学技术人员担任。临床药学工作应由经过专业培训，有一定实践经验的药师以上专业人员担任。

3. 主动深入临床科室，密切配合医护人员，开展以合理用药为核心的不同层面的临床药学工作，为临床医师提供合理用药信息，提高临床合理用药水平。

4. 积极参加查房和疑难病例讨论，制订个体化给药方案，为临床一线提供药物服务，确保患者用药安全、合理、经济、有效。

5. 开展药物不良反应监测工作，做好药物不良反应的收集、统计和报告工作，对药品与不良反应之间的因果关系进行分析评价。

6. 对新引进的药品进行评价，淘汰劣药，推广疗效好、副作用小的药物，根据临床实际，制定医院《基本用药目录》。

7. 做好病历、处方用药情况的调查分析及联合用药和配伍的研究，定期出版《临床药学通讯》，建立信息资料库，为临床提供资料和信息。

8. 定期召开医务人员或患者的用药知识讲座，开展用药咨询服务工作。

9. 注重临床药学专业人员的培养，逐步向临床药师专业化方向发展。

（六）药品库房规章制度

1. 在药剂科领导下工作。

2. 严格执行《药品管理法》和有关药品管理法规，做好药品的供应管理工作。

3. 根据本院医疗的需要有计划、及时、准确地做好药品的预算和计划工作。

4. 严格药品出入库手续。药品入库时，认真执行验收检查制度，药品出库时，保管员凭电脑出库清单发放药品，并与请领方核对无误，签名负责。

5. 保管员每月核对药品入库、出库、库存量和金额，每季度盘点一次，做到账物相符。

6. 药库对所有原始单据（入库单、出库单、调拨单、随货单）均应妥善保管备查。

7. 库存药品应按其性质不同分类保管，并设有标记。采取必要的冷藏、防冻、防潮、防虫、防鼠、防火等措施，保证药品质量。

8. 麻醉药品、精神药品和生物制品的保管按其管理规定执行。

9. 对短缺药品及时做好登记，填写《药品采购计划》，及时向药房及临床科室通报供货情况，做好解释工作。对急救药品做到有备无患，准备及时供应临床。

10. 药库应通风、干燥、避光，保持适宜的温度和湿度。药库整洁干净，严禁烟火，做好消防安全保卫工作。

（七）中药材和饮片库房规章制度

1. 中药库房负责全院中药材、饮片的保管供应工作，根据用药的基本目录和临床用药需要，有计划地采购药材，饮片，做到品种齐全、不脱销、不积压，保证医疗用药需要。

2. 入库药材、饮片必须认真验收，对品种、真伪、数量、价格、产地、等级都要认真查对，与采购计划不符或质量不合格者不予入库。

3. 发出药材、饮片时需凭领单，填清实发数量，并进行核对。发货人和核对人签字后方可发出。

4. 在库各种药材、饮片，要分类、定点，妥善管理。原药材与饮片要分库储存。饮片要按照其性质、性状分类保管；易虫蛀、霉变的药品必须特殊保管。各类药材勤查、勤翻、防潮、防霉、防蛀、防鼠。

5. 建立账卡，入库和出库药品要及时销账。并定期进行盘库清点，做到账物相符，发现积压、变质药品要及时报告、处理。

6. 加强与各调剂部门的联系，及时通知暂缺或新到的药品品种。

7. 建立差错登记本，发现差错事故及时登记。重大差错事故要向领导汇报，并视情节轻重，给予适当处罚。

8. 做好库区安全和卫生工作，防火防盗。库内严禁吸烟。非工作人员不准进入库区，不得在库区会客。定期或不定期对库房进行清扫，保持库房整齐、清洁。

9. 爱护库区公物，严格温、湿度计使用与记录，保持库区干燥，定期进行安全防患教育，熟悉各类灭火器的使用。对各类数据应及时进行登记整理，每年按分类装订成册备查。

（八）药品检查验收管理制度

1. 药品的入库验收包括购进药品和发出退回药品的检查验收。

2. 药品检查验收必须进行药品内、外包装及标识的检查。药品的包装、标签、说明书要符合国家食品药品监督管理局的相关规定。

（1）检查药品内、外包装。药品包装应清洁、完整、无渗漏、包装外观字迹清楚。外观包括木箱、纸箱、包材及衬垫物、麻袋、塑料袋等包物。药品外包装应坚固耐压，防潮、防震动。包装用的衬垫应清洁卫生、干燥、无虫蛀，纸箱要封牢、捆扎坚固、封条不得严重破损。验收整件包装应附有产品合格证。对储存温度有特殊要求的药品应按规定包装并符合说明书上的温度要求。

（2）核对标签和说明书。药品包装标签及说明书上应印字规范、清晰，内容应包括生产企业的名称、地址，药品的名称、规格、批准文号、生产日期、有效期限，标签或说明书上还应有药品的成分、适应证或功能、主治、用法、用量、禁忌证、不良反应、注意事项及贮存条件等，要求贴牢贴正，不得与药品一起放入瓶内。

（3）特殊管理药品、外用药品、非处方药品应有标识。

（4）进口药品应检查药品包装是否注明中文名称、生产企业、批号、有效期、主要成分、中文说明书等。

3. 特殊药品应双人验收。

4. 验收进口药品时应索取加盖供货单位原印章的《进口药品注册证》《进口药品检验报告书》或《进口药品通关单》等相关证件的复印件；验收生物制品时应索取同批次加盖单位原印章的《药品检验报告书》。

5. 发出退回的药品验收，必须核对药品名称、生产厂家、生产批号、有效期限等相关信息是否与我院发出的药品相一致，外包装必须完好无损。对贮存条件要求比较严格的药品（例如需要冷藏），一律不得退回。

6. 对不合格的药品，按照《不合格药品管理制度》处理。

7. 药品验收入库后，仓库管理员要及时完成药品验收记录，验收记录至少保存 3 年。

（九）麻精药品管理制度

1. 执业医师经培训、考核合格后，方可取得麻醉药品、第一类精神药品处方资格。

2. 具有麻醉药品、第一类精神药品处方资格的执业医师，应根据麻醉药品、精神药品临床应用指导原则，对确需使用的患者开具处方，及时为患者提供所需的麻醉药品或者第一类精神药品。

3. 医疗机构要使用麻醉药品、第一类精神药品专用处方。

4. 医师开具麻醉药品、第一类精神药品处方时，应当在病历中记录。医师不得为他人开具不符合规定的处方或者为自己开具麻醉药品、第一类精神药品处方。

5. 医疗机构购买的麻醉药品、第一类精神药品只限于在本机构内临床使用。

6. 门（急）诊患者开具的麻醉药品注射剂，每张处方为一次常用量；控缓释制剂，每张处方不得超过 7 日常用量；其他剂型，每张处方不得超过 3 日常用量。

7. 住院患者开具的麻醉药品和第一类精神药品处方应当逐日开具，每张处方为 1 日常用量。

8. 麻醉药品和第一类精神药品的存放要设立专库或专柜，专库和专柜要设有防盗设施，并实行双人双锁管理。

9. 储存麻醉药品、第一类精神药品实行专人负责、专库（柜）加锁。对进出专库（柜）的麻醉药品、第一类精神药品建立专用账册，进出逐笔记录，做到账、物、批号相符。

10. 麻醉药品、第一类精神药品储存各环节应当指定专人负责，明确责任，交接班有记录。

11. 对麻醉药品、第一类精神药品的购入、储存、发放、调配、使用实行批号管理和追踪，必要时可以及时查找或追回。

12. 麻醉药品、第一类精神药品处方统一计数管理，处方保管、发放、回收、销毁由专人负责。

13. 医疗机构对存放在本单位的过期、损坏麻醉药品和精神药品，应当登记造册，并向上级卫生主管部门提出申请，由上级卫生主管部门负责监督销毁。

14. 收回的麻醉药品、第一类精神药品注射剂空安瓿、废贴由专人负责计数、监督销毁，并做记录。

15. 患者无偿交回的不再使用的剩余麻醉药品、第一类精神药品，由医疗机构按照上述规定做销毁处理。

第三节　检验科职责与规章制度

一、检验科岗位职责

（一）检验科主任（副主任）职责

1. 完善质量管理体系，领导检验科管理层制定检验科质量方针、质量目标和承诺，批准检验科质量手册和程序文件；确保质量管理体系持续适用性和有效性，确保其符合质量方针、质量目标、承诺和 CNAS-CL02 ：2008《医学实验室质量和能力认可准则》（等同 ISO 15189 ：2007）的要求。

2. 为检验科所有人员履行其职责和义务时提供所需的适当权力和资源。

3. 决策检验科保密性措施。

4. 决策检验科公正性和诚实性措施，保护科室人员不受任何可能对其工作质量不利的、不正当的来自内外部的压力和影响。

5. 与检验科副主任一起，共同负责检验科机构设置，明确检验科与其他相关机构的关系。

6. 规定各部门和岗位职责及相互关系，对人力、资金、设施、场地等资源进行整体部署和管理。

7. 任命质量监督员，依据检验科所有人员的经验和职责对其进行适当培训和相应监督。

8. 制订检验科总体的业务发展和远景规划。

9. 对关键人员的授权，包括质量负责人和技术管理层等，并指定代理人。

10. 副主任协助主任开展工作。

（二）检验科质量负责人职责

1. 组织质量手册、程序文件等各种质量文件的编制、修改和审核。

2. 协助检验科主任维持质量管理体系有效运行。

3. 对质量管理体系的内部审核。

4. 组织质量管理体系的管理评审。

5. 指导质量监督员进行质量监督管理工作。

6. 对不符合要求行为的纠正及预防措施管理。

7. 协助检验科主任负责所分管的工作。

（三）检验科技术管理层人员职责

1. 对开展的项目，配置满足检测要求的检测设备、设施、人员，并以检测实验室仪器设置表和能力分析表的形式表明和证实检测能力满足检测项目的要求。

2. 确认本检验科所有从事技术改造和质量监督人员、内审人员均应受过专业教育和培训，具有相应的技术资格和从事相应专业工作的实践经验。

3. 负责及时收集和记录实验室服务对象反馈回来的信息，组织对实验室服务对象投诉和要求或潜在投诉和要求进行主动或被动的服务和处理，促进检验科的技术和管理日益完善。

4. 负责开展新项目的评审和测量不确定度的评审。

5. 负责检测偏离及标准的控制。

6. 负责检测方法的确认和设备量值溯源的管理。

7. 负责结果质量保证、处理技术方面的重大投诉。

8. 负责合同技术性评审。

（四）检验科专业组组长职责

1. 规划及落实本专业组的发展计划,组织编写各检验项目的作业指导及一期作业指导书(即标准操作规程,SOP),并经常检查执行情况。

2. 负责制订本专业组的室内质量控制方案,每日检查各检验项目的室内质控情况,分析质控数据,提出纠错办法,填写月质控报告。

3. 积极参加国家卫健委和省级临床检验中心组织的室间质量评价活动,审查、签发室间质评上报表;分析质评成绩,提出改进措施,填写室间质评总结。

4. 参加检验工作并掌握特殊检验技术,解决本专业组的复杂、疑难问题;审签本专业组的检验报告。

5. 征询临床科室对检验质量的意见,介绍新的检验项目及其临床意义,有条件时参加临床疑难病例讨论,主动配合临床医疗工作。

6. 负责本专业检验人员的业务学习、继续教育和技术考核等工作;安排本专业范围内进修、实习人员的学习,切实做好带教工作。

7. 结合临床医疗,制订本专业的科研计划,并不断引进国内外新成果、新技术、新方法,开展新项目,提高本专业的技术水平。

8. 制订本专业组工作计划,按期总结;检查检验人员贯彻执行各项规章制度的情况,进行考勤考绩、人员安排。

9. 负责本专业仪器设备和各种设施的管理;负责制订本专业试剂和实验用品的申领计划,负责本专业范围内试剂和耗材的保管。

10. 完成医院领导和科主任下达的各项指令性任务。

（五）检验科质量主管职责

1. 领导质量监督小组开展工作。

2. 监督检测工作时按检验科质量手册、程序文件以及作业指导书的规定进行检验报告及原始记录是否按要求进行操作。

3. 监督实验室服务对象对服务态度或服务质量的投诉、意见或建议有无得到相应处理。处理后实验室服务对象是否满意,如不满意,有无具体改进措施。

4. 监督是否对新职工进行培训,有无按培训计划执行和管理;人员业务培训是否按要求进行;对进修实习生是否按计划进行带教。

5. 监督是否按计划进行仪器的检查和校准,是否有未授权人员操作主要仪器,仪器的维修和维护是否有正确标识,仪器的使用有无记录。

6. 监督环境有无记录。

7. 监督是否有试剂的申请和验收记录,试剂、定标物、质控物的失控是否按规定处理。

8. 监督标本交接、查对、检验、保存是否按要求进行。

9. 监督开展新项目（方法）、换用新标准是否依据标准管理。

10. 监督标准物质是否有溯源证明,比对试验及室间质评结果回报后有无分析处理。

（六）检验科档案管理员职责

1. 负责科室的所有受控文件的发放、收回及保管。

2. 负责科室的图书、杂志、内部资料的归档保存。

3. 负责科室所有图书杂志和资料文档的借阅登记及督促借阅者及时归还。

4. 负责科室内部及外部的宣传工作。

5. 指导宣传文档管理小组开展工作。

（七）检验科试剂管理员职责

1. 每月制订一次试剂采购计划，由各组组长填写申请单，经主管审核、科室主任签字后进行本月试剂采购，紧急情况应特别交代。核实各组试剂存余量，对照计划决定订购数额。

2. 与各专业组试剂管理员一起负责试剂的验收，负责各专业组试剂消耗的统计工作。

3. 负责试剂的核对、保存。

4. 每月月底将各个专业组的试剂消耗清单上报科室主任。

5. 指导试剂耗材管理小组开展工作。

（八）检验科耗材管理员职责

1. 每月上旬和中旬分 2 次向组长申报本月的耗材采购计划，科室主任签字后进行采购，紧急情况应特别交代。核实各组耗材存余量，对照计划决定订购数额。

2. 负责耗材的验收，负责各专业组耗材消耗的统计工作。

3. 负责耗材的核对、保存。

4. 每月月底将各个专业组的耗材消耗清单上报科室主任。

5. 指导试剂耗材管理小组开展工作。

（九）检验科生物安全主管职责

1. 组织制定生物安全手册、操作规程等文件。

2. 组织实验室的各项工作，保证实验室运行的安全和实验室工作质量的准确可靠。

3. 负责医院感染方面知识的宣传。

4. 负责监督科室的消毒工作。

5. 组织进入生物安全二级实验室人员进行业务培训，保证工作人员熟知微生物操作规程和技术。

6. 掌握实验室设备的特殊要求并熟悉操作方法，对培训的结果进行考核，决定进入实验室工作人员的资格。

7. 指定专人负责对检验科生物安全进行管理和指导。

8. 与感染科共同对发生的职业暴露进行评估和确定，并做出处理。

（十）检验科主任（副主任）技师职责

1. 在检验科主任领导下，负责本专业的业务、教学、科研和仪器设备的管理工作。

2. 负责本科主要仪器设备的购置论证、验收，安装、调试、定期检查和指导仪器设备的使用和维修保养。解决本科复杂、疑难技术问题，并参加相应的诊察工作。

3. 负责业务技术训练和考核，承担教学任务，培养主管技师解决复杂技术问题的能力。

4. 掌握本专业国内外前沿动态，进行并指导下级技术人员开展科研和新技术、新业务，总结经验，撰写学术论文。

5. 参加临床疑难病例会诊和讨论，负责疑难检查项目的检查及室内、室间质控。副主任技师在主任技师指导下工作。

（十一）检验科主管技师职责

1. 在检验科主任领导和正（副）主任技师指导下进行工作。

2. 熟悉各种仪器的原理、性能和使用方法，协同检验科主任制定技术操作规程和质量控制措施，负责仪器的调试、鉴定、操作和维护保养，解决复杂、疑难技术问题，参加相应的诊察问题。

3. 承担教学、指导和培养技师等工作，具备解决较疑难技术问题的能力，担任进修、实习人员的培训，并负责其技术考核。

4. 及时了解和掌握国内外本专业信息，应用先进技术，开展科研和新业务、新技术，总结经验，撰写学术论文。

5. 负责复杂项目的检验及报告审签，参加临床病例讨论。

（十二）检验科技师职责

1. 在检验科主任领导和上级技师的指导下进行工作。

2. 参加本专业仪器设备的调试、鉴定、操作、建档和维修保养。负责仪器零配件或器材的申请、保管、建账，并做好各种专业资料的积累、保管及登记的统计工作。

3. 根据科室情况，参加相应的诊察工作，指导和培养技士及进修人员，并负责其技术考核。

4. 学习、应用国内外先进技术，参加科研和开展新业务、新技术。总结经验，撰写学术论文。

5. 负责菌株、医疗用毒性药品、检验器材的管理，担任各种检验项目的技术操作和特殊试剂的配制与鉴定。

（十三）检验科技士职责

1. 在检验科主任领导和上级技师的指导下进行工作。

2. 协同技师做好仪器设备的安装、调试、操作、维修、保养、建档、建账和使用登记。

3. 协同技师做好物品、药品、器材的申请和保管，以及各种登记、统计工作。

4. 钻研业务技术，开展新业务、新技术，指导实习人员工作。

5. 负责收集、采集检验标本和进行一般检验工作，做好消毒、灭菌工作。

（十四）检验报告审核签发人职责

1. 具备中级以上职称（含中级）及高年资初级技师（工作 3 年以上）（特殊情况下高年资技士也可出具审核报告），掌握所审核检验项目依据的标准、方法和作业指导书。

2. 掌握审核检验项目的监测限制范围，能对检验结果进行判断及必要时进行解释。

3. 具有良好的专业水平和操作能力，能及时发现解决室内质量控制失控问题，了解所审核检验项目不确定度来源。

4. 熟悉掌握所审核检验项目的各种质量记录和技术记录及检验报告的格式，能快速行使原始质量记录和技术记录查阅的权利。

5. 审核人在检验者自校完原始记录，并按要求编制、打印检验报告前，负责对检验报告所描述的内容进行符合性和有效性审查。

6. 审核人对报告进行全面审核，发现错误应退回检验者重新改正。修改后重新履行复核程序，无误后签章，正式签发。

二、检验科规章制度

（一）工作制度

1. 认真执行检验技术操作规程，保证检验质量和安全，严格执行查对制度。

2. 普通检验，一般应于当天发出报告；急诊检验应在检验单上注明"急"字，随采随验，及时发出报告。对不能及时检验的标本，要妥善保藏。标本不符合要求者，应重新采集。

3. 认真核对检验结果，填写检验报告单，做好登记，签名发出。检验结果与临床不符或可疑时，应主动与临床医师取得联系，重新检查，发现检验项目以外的阳性结果，应主动报告。

4. 检验结束后，要及时清理器材、容器，经清洗、干燥、灭菌后放回原处，污物及检查后标本妥善处理，防止污染。

5. 采血必须坚持一人一针一管，严格无菌操作，防止交叉感染。

6. 检验室应保持清洁整齐，认真执行检验仪器的规范操作规程，定期保养、检测仪器，不得使用不合格的试剂和设备。

7. 建立并完善实验室质量保证体系，开展室内质量控制，参加室间质量评价活动。

8. 配合临床医疗工作，开展新的检验项目和技术革新。

9. 检验后标本保留时间和条件应符合要求，并按规定执行。废弃物处理应按国家有关规定执行。

10. 加强检验室安全管理和防护，做好生物及化学危险品、防火等安全防护工作，遵守安全管理规章制度。

（二）检验科查对制度

1. 建立健全查对制度，杜绝医疗事故，减少差错发生。

2. 检验人员应对每次的检验结果进行复核，并签姓名。遇到疑难问题时，应及时报告上级领导。

3. 采集标本时

（1）门诊患者：认真查对科别、姓名、性别、年龄、检测项目、标本（质、量）。

（2）住院患者：认真查对科别、住院号、床号、姓名、性别、检测项目、标本（质、量）。同一患者，多张申请单时，认真查对各申请单的临床资料是否一致。

4. 检验时，认真查对仪器性能、试剂质量、检验项目与标本是否相符。

5. 检验后，认真查对检验目的、结果、是否缺项等。

6. 发报告单时，认真查对科别、姓名及检验项目。

7. 血型检验时，认真查对患者姓名、性别，标本、标签是否完整，标本和诊断血清是否符合要求，复核者应认真核对一次标签、血型、Rh 血型，签上核对者姓名。

（三）检验标本管理制度

1. 标本一律凭单采集，做好"五查五对（科别、床号、姓名、性别、检验项目）"，临床科室送的标本要核对检验单、检查项目和标本采集是否合乎要求。

2. 各项检验标本分类进入各项检测程序，并严格做好编号和核对，缓检标本应核对后妥为保存。

3. 检验后的标本应按规定根据不同要求和条件限时保留备查，特殊标本要特殊保存。

4. 凡是有传染性的标本，应按传染性标本管理规定经灭菌处理后才能弃去。

（四）检验报告单管理制度

1. 检验报告单必须按检验要求逐项填写清楚，使用统一的法定计量单位，数据准确，书写规范。填写后核对，不涂改，不破损，不污染。

2. 阳性与阴性结果的书写，必须清楚，以免错误。如报告单为表格时，阳性用"＋"表示，阴性可用"－"表示，未查者可用"/"表示。

3. 报告单必须有检验者签字（全名）和签发日期，急诊报告应注明标本采集（收到）及发出报告时间。

4. 当日完成的检验报告单按科室分好，每天下班前半小时分送各科室。

（五）检验科试剂管理制度

1. 检验科要根据实际需要，从节约的原则出发，有计划地采购试剂。

2. 检验科要做好试剂的请购、使用、保存、检查工作，防止变质、过期和浪费，即将用完的试剂要有记录，及时申请补购。

3. 试剂进货应做到来源正规，货物优质、有效，有批准文号、生产日期及供货单位加盖红印的《经营许可证》《生产许可证》《注册证》复印件和法人委托书及业务员的身份证明。试剂进货时要有验收人签字。

4. 所用试剂要有瓶签，按不同要求分类保管，需要冷冻、冷藏保管的试剂应保存在低温或普通冰箱内，并经常检验冰箱的温度。剧毒、易燃易爆品要按要求保管。强酸、强碱试剂要单独保存。

（六）检验科安全管理制度

1. 加强安全管理教育，提高安全管理意识。

2. 严格执行有关安全管理制度，做好"防火""防盗""防毒"的防范工作，并建立安全管理责任制，做到制度落实，责任落实，措施落实。

3. 使用强酸、强碱时，应特别注意防止腐蚀仪器和衣物。

4. 产生毒性或腐蚀性气体的试验应在通风处进行。带有腐蚀性的试剂，废弃之前先用清水稀释后，再倒入下水道。

5. 贵重仪器、物品等设专人保管、定期维修，存放柜箱要加锁。

6. 加强对易燃易爆、腐蚀性药品及危险、剧毒化学试剂等的管理。定点存放，定期检查，对剧毒药品有专柜保存，并做好应急处理及防护工作。

7. 检验室备有常用消防设施及专用灭火器材，接受消防安全及使用灭火器材的教育，对各种电器、电路按规定安装使用。

8. 检验科人员应经常检查，发现隐患及时报告，并立即采取安全措施。

（七）临床检验危急值报告制度

1. "危急值"是指当这种检验结果出现时，表明患者可能正处于有生命危险的边缘状态，临床医师需要及时得到检验信息，迅速给予患者有效的干预措施或治疗，就可挽救患者生命，否则就有可能出现严重后果，失去最佳抢救机会。

2. 各机构应建立危急检验项目表与制定危急界限值，并要对危急界限值项目表进行定期总结分析，修改、删除或增加某些试验，以适合于本院患者群体的需要。

3. 建立检验室人员处理、复核、确认和报告危急值程序，并在《检验危急值结果登记本》上详细记录。记录内容包括检验日期、患者姓名、病案号、科室床号、检验项目、检验结果、复查结果（必要时）、临床联系人、联系电话、联系时间（精准到分）、报告人、备注等项目。

（八）仪器管理制度

1. 各种检测仪器按医疗器械进行登记，专人保管，定期检修保养和按规定办理报销、报废手续。

2. 精密仪器，设专柜存放，实行定人使用、保养、保管责任制。无关人员一律不得使用。

3. 各种精密仪器、器械，须经校正合格后使用。计量仪器应按市技术监督局规定每年实行强制检定。

4. 新购仪器、器械、须经检测验收合格后使用，不熟悉仪器性能者不能独立操作，无维修知识和技能者不得随意拆卸检修。

5. 各种仪器在使用中必须严格按照操作规程，严格保养程序，保持仪器处于灵敏状态。仪器室内严禁存放挥发性、腐蚀性化学物质，注意防潮和防暴晒。

（九）检验科档案管理制度

1. 档案管理范围，包括业务资料（含有检验操作规程、质控资料、检验结果登记等）、仪器及试剂资料、医疗纠纷资料、管理制度等。

2. 档案资料应注意完整、规范、保密，不得用热敏打印纸、不得任意抽样或遗失，不得向无关人员泄露。

3. 所有档案资料应登记、分类、编号，并由专人保管。档案资料多时，为便于查阅可建立索引。

4. 归档资料中的质控资料、检验结果登记及操作规程至少应保存5年。销毁前必须经科室领导审批。

5. 外来人员查阅档案资料均应经科室负责人同意。

（十）检验科医院感染管理制度

1. 检验人员须穿工作服，戴工作帽，必要时穿隔离衣、胶鞋，戴口罩、手套。

2. 使用合格的一次性检验用品，用后进行无害化处理。

3. 严格执行无菌技术操作规程，静脉采血必须一人一针一管一巾一带；微量采血应做到一人一针一管一片；对每位患者操作前洗手或手消毒。

4. 无菌物品及其容器应在有效期内使用，开启后使用时间不得超过24小时。使用后的废弃物品，应及时进行无害化处理，不得随意丢弃。

5. 各种器具应及时消毒、清洗；各种废弃标本应分类处理。

6. 检验报告单消毒后发放（电脑打印的除外）。

7. 检验人员结束操作后应及时洗手，毛巾专用，每天消毒。

8. 保持室内清洁卫生。空气、各种物体表面及地面每天常规消毒，并有记录。在进行各种检验时应避免污染；在进行特殊传染病检验后，应及时进行消毒，遇有场地、工作服或体表污染时，应立即处理，防止扩散，并视污染情况向上级报告。

9. 各种卫生学监测达到要求。

（十一）检验室科废物处置管理规定

1. 医院垃圾分类

（1）生活垃圾：包括废纸、一次性生活及办公用品，以及其他未被患者体液、试剂及药物等污染的物品。用黑色垃圾袋装。

（2）医疗废物：包括感染性废物、损伤性废物、药物性废物及化学性废物 4 类。用黄色垃圾袋装。①感染性废物：被患者血液、体液、排泄物污染的物品如棉球、棉签、纱布、一次性医疗用品与器械等；疑似传染病患者产生的生活垃圾；废弃的血液、血清；使用后的一次性医疗用品与器械。②损伤性废物：医用针头、缝合针；各类医用锐器；载玻片、玻璃试管、安瓿等。③药物性废物：废弃的一般性药品；废弃的细胞毒性药品和遗传毒性药品；废弃的疫苗、血液制品等。④化学性废物：实验室废弃的化学试剂；废弃的过氧乙酸、戊二醛等化学消毒剂；废弃的汞血压计、汞温度计。

2. 检验科人员将产生的医疗垃圾按照上述标准分类放置，由专人收集并登记，专人按照规定时间和路线运送至医疗废物贮存房贮存，交由医疗垃圾处理人员回收处置。

3. 全自动仪器下排液经消毒处理后方可排入污水处理系统。

第四节　医学影像科职责与规章制度

一、医学影像科岗位职责

（一）医学影像科主任职责

1. 在分管院长领导下，负责本科的医疗、教学、科研、预防、行政管理工作。科室主任是本科医疗质量与安全管理持续改进第一责任人。

2. 负责本科室业务技术建设规划和质量控制方案的制定，并组织实施，经常督促检查，按期总结汇报。

3. 制定本科室的各项规章制度、岗位职责及操作规程并带领认真执行，检查工作人员防护情况，经常进行安全教育，严防差错事故。

4. 定期主持集体阅片，审核签发重要的放射诊断报告，参加临床会诊，诊断疑难病例，经常检查放射诊断、治疗和投照质量。

5. 统一管理科室（普通放射、MR、CT、介入）医疗设备和医务人员的日常技术诊断工作，分析处理疑难病例，提高成像质量和诊断水平。

6. 根据本科室任务和人员情况进行科学分工，保证对患者进行及时诊断和治疗。

7. 参加医院科主任会议，主持科务会，经常与临床科室取得联系，征求意见，改进工作。

8. 组织本科人员的业务训练和技术考核，提出升、调、奖、罚的意见。学习和使用国外医学先进技术，开展科学研究。督促科内人员做好资料积累与登记统计工作。

9. 担任教学，搞好进修、实习人员的培训。

10. 熟悉仪器的原理、性能和操作，具有排除常见机器故障的能力，监督各科室做好仪器设备的养护工作。

11. 审签本科药品、器材的请领与报销，经常检查机器的使用与保管情况。

12. 副主任协助主任负责科室相应的工作，在科室主任长期外出时，经院长和分管院长同意负责科室全面工作。

（二）医学影像科主任医师职责

1. 在科室主任的领导下，定期参加科室诊疗指导工作，完成医疗、教学及科研任务。

2. 指导下级医师医疗、教学及科研工作。

3. 参加院内外专家会诊，参加或主持科内读片会。

4. 定期参加本科专家门诊。

（三）医学影像科副主任医师职责

1. 在科室主任领导下、在主任医师指导下，完成医疗、教学、科研各项任务。

2. 指导下级医务人员完成教学、科研各项任务。

3. 参加或主持科内读片会，参加院内、外及科内会诊。

4. 定期参加放射科专家门诊。

5. 兼任业务负责人者，负责检查组内日常工作。

6. 不定期向科室主任汇报工作。

（四）医学影像科主治医师职责

1. 审签诊断报告单，亲自参加临床会诊和对疑难病例的诊断治疗。

2. 具体承担院内外的临床诊断会诊。

3. 承担常规及特殊影像检查、影像诊断工作，满足临床请检要求并确保检查诊断的准确性。

4. 承担保健、体检和抢救的影像检查任务。

5. 充分利用和改进（造）现有设备开展新技术、新检查项目。

6. 开展的专业工作应符合有关规定。

（五）医学影像科医师职责

1. 认真学习诊断报告规范，保证报告准确性，承担门诊、住院的常规及特殊影像检查、影像诊断工作，满足临床请检要求并确保检查诊断的准确性。

2. 承担保健、体检和抢救的影像检查任务。

3. 亲自参加临床会诊和对疑难病例的诊断治疗，遇有疑难病例及时请示上级医师，以免贻误病情。

4. 充分利用和改进（造）现有设备开展新技术、新检查项目。

5. 开展的专业工作应符合有关规定，认真学习执行医院规章制度、技术操作常规。

（六）医学影像科（主管）技师职责

1. 在科主任、影像科医师领导下工作。

2. 负责督促检查本科投照工作质量，发现问题，及时解决，把好投照质量关。

3. 解决本科投照业务工作的疑难问题，指导重危、疑难病患者的投照及特检工作。

4. 负责指导本科的技师、技士及技术员的投照技术培养工作。

5. 对本科投照工作的差错、事故进行分析鉴定并提出防范措施。

6. 组织本科技师、技士进修业务培训，拟订培训计划，填写教材，负责讲课。

7. 组织放射专业的实习生、进修生学习，负责讲课和评定成绩。

8. 协助开展技术革新、科研及行政管理工作。

（七）医学影像科技士职责

1. 在上级技术人员和医师指导下，担负所分配的各项技术工作。

2. 爱护设备，严格遵守操作规则。

二、医学影像科规章制度

（一）X 线放射室规章制度

1. 实行值班和交接班制度。各项 X 线检查，须由临床医师详细填写申请单。急诊患者随到随检。各种特殊造影检查，应事先预约。

2. 重要摄片，由医师和技术员共同确定投照技术。特检摄片和重要摄片，待图像显示合格后方嘱患者离开。

3. 重危患者、住院患者或做特殊造影的患者，应由医师携带急救药品陪同检查，对不宜搬动的患者应到床旁检查。

4. X 线诊断要密切结合临床。执行诊断报告 2 名医师双签字制，进修或实习医师书写的诊断报告，应经上级医师签名；疑难病例由主治医师以上职称签发。

5. 坚持集体阅片制。每日晨会在主任医师、副主任医师或主治医师主持下，对前日或当日的疑难病例、摄片进行分析讨论，提出诊断或处理意见。在主任技师或主管技师的主持下，分析讨论照片的质量和技术问题。同时进行差错、废片登记，为照片的诊断正确率、优质率等统计提供依据。

6. 坚持病例随访制度、病例讨论制度，加强与临床的密切联系，不断提高 X 线诊断水平。

7. 建立设备管理档案和使用故障记录簿，指定专人保养。一般 3 个月小检修，半年至 1 年大检修，除定期检修外，每日工作开始，技术人员应对每台运行的设备巡回检查，以了解可动部件有无异常，对于设备的非正常耗损或破坏，应组织有关人员查找原因，对于违反操作规程所造成的损害应追究责任，视情节给予处理。

8. X 线图像信息是医院工作的原始记录，对医疗、教学、科研都有重要作用。放射影像资料应由网络中心或放射影像资料室统一保管，重要资料可以由课题负责人保管，保管手续应与病案资料相同，便于查阅，严格借还手续。

9. 严格遵守操作规程，做好患者、陪护及工作人员的防护工作。工作人员要定期进行健康检查，并妥善安排休假。

10. 工作质量考核包括检查项目和件数，检查的阳性率，诊断正确率，优质照片率、随访率、漏诊率、设备投入和利用率等。诸项考核应在平时严格登记制度、累积资料的基础上，半年到 1 年考核评定一次。

（二）CT 室规章制度

1. 非本室人员不经允许不得擅自进入科室，不得在 CT 室吸烟和随地吐痰，不准在 CT 检查室、工作间会客，在岗时不准接听手机。

2. 工作人员要端正工作态度，关心体贴患者，做到急诊患者优先检查，半小时内出具急诊报告。

3. 要保持与临床科室联系，各项 CT 检查须由临床医师详细填写申请单。共同做好检查前准备。各种增强 CT 及血管 CTA 检查，应事先预约。

4. 特殊检查由医师和技术员共同确定扫描技术。特检和重要 CT 检查，待观察图像合格后方嘱患者离开。

5. 急危重症、住院患者，应由临床医师携带急救药品陪同检查。

6. 坚持集体阅片、诊断报告审核制度、会诊制度。每天上午上班进行病例集体阅片、讨论；实行诊断报告双人签字，须有影像执业医师证书的医师 2 人签字，一人书写报告签字，上级医师审核报告签字。疑难病例及时组织本科会诊、邀请有关临床医师会诊，个别建议去上级医院会诊。

7. 坚持病例随访制度，疑难病例每周讨论制度，加强与临床的密切联系，经常研究诊断和扫描技术，解决疑难问题，不断提高工作质量。

8. CT 检查资料是医院工作的原始记录，对医疗、教学、科研具有重要作用。全部 CT 影像资料都应由登记处登记、归档、统一保管。借阅图像资料要填写申请单，并有初写及审核医师签名负责。一般不允许院外借片，特殊情况须经医务处批准，并履行相关手续。

9. 严格遵守操作规程，做好患者、家属及工作人员放射防护工作。工作人员要定期进行健康检查，并妥善安排休假。

10. 工作人员要忠于职守，坚守岗位，严格执行操作规程，严格交接班制度，认真填写交接班记录。

11. 注意科室日常安全。CT 机为精密仪器，应指定专人保养，保持室内清洁和空气净化，定期进行检修。

（三）磁共振室规章制度

1. 各项检查，须由临床医师详细填写申请单。急诊患者预约后优先检查。各种特殊检查（如造影检查），应事先预约。

2. 重要检查由医师和技术员共同确定检查技术。特检和危重症检查，等观察检查合格后方嘱患者离开。

3. 重危或做特殊造影的患者，必要时由医师携带急救药品陪同检查。

4. 诊断要密切结合临床，诊断报告经双人核查后发出（急诊报告除外），进修或实习医师书写的诊断报告，应经上级医师签名。

5. 对医疗、教学、科研有价值的病例，全部资料都应由当班人员登记、归档、统一标记。非本科室人员拷贝影像资料要由科主任同意并签名负责，院外会诊须经医务处批准，并履行相关手续。

6. 每天集体阅片，经常研究诊断和检查技术，解决疑难问题，不断提高工作质量。

7. 严格遵守操作规程，严防差错事故。设备指定专人保养，定期进行检修。

第五节 超声室职责与规章制度

一、超声室岗位职责

（一）超声室主任职责

1. 在院长领导下，实行科室主任负责制，全面负责超声科的医疗、教学、科研、人才培养及行政管理工作。科室主任是本科诊疗质量与患者安全管理和持续改进第一责任人，应对院长负责。

2. 定期讨论超声科在贯彻医院的质量方针和落实质量目标、执行量化指标过程中存在的问题，提出改进意见与措施，并有反馈记录文件。

3. 根据医院的功能任务，制订超声科工作计划和发展规划，组织实施，经常督促检查，按期总结汇报。

4. 根据本科任务和人员情况进行科学分工，密切配合临床科室对危重患者的诊断和抢救工作。

5. 领导超声科医师做好超声工作，主持安排疑难病例讨论，进行会诊，提出指导性意见，必要时亲自操作。

6. 组织全科人员学习、运用国内外医学先进经验，开展新业务、新技术，提高医疗安全和质量。

7. 组织全科的业务学习和技术考核，检查各级人员岗位责任制的落实情况。

8. 落实超声医师资格分级授权制度，定期开展科内超声医师执业能力的评价及再授权。

9. 保证医院的各项规章制度和技术常规在超声科贯彻、执行。可制定具有本科特点、符合本学科发展规律的规章制度，经医院批准后执行。严防并及时处理医疗差错。遇有重大差错事故时应及时弄清原因，明确责任，总结经验教训，防止再犯，并及时上报。

10. 制订教学计划，定期检查总结，不断提高教学质量。

11. 有计划、分步骤地实施专科人才培养计划。

12. 制订科室的科研计划，构建科研平台，策划和支持科研基金的申请。

13. 参加或组织院内外各类突发事件的应急救治工作，并接受和完成医院的指令性任务。

14. 副主任协助室主任完成科室主任职责范围内的所有工作。主任外出时由副主任对全科工作负责。

（二）超声室主任医师、副主任医师职责

1. 认真执行并督促下级医师贯彻落实卫生行业法规、政策及医院的各项规章制度、技术操作规范和工作流程，保证医疗质量，防范医疗差错事故。

2. 参与本科室科务会，讨论本科室发展规划及人力、物力和财力管理等方面的事项。

3. 根据主任／副主任医师的医疗权限，承担临床及会诊班工作。

4. 根据科室医疗分管副主任的安排协调事科室其他医疗工作。

5. 负责组织指导急、危、重、疑难病例的工作，及时向科室主任汇报。

6. 协助科室主任制订下级医生岗位职责及开展晋级考核工作计划。

7. 承担本科室的教学工作，协助科室举办各类学习班和学术会议。

8. 承担本专业人才培养工作，对培养对象有计划地开展各项临床基本功训练和科研能力的

培养。承担专科医师、研究生和进修生的培养及教学工作。

9. 跟踪本学科学术前沿，掌握国内外本专业新进展，并积极开展新项目。

10. 协助科室主任做好本专科质控、医保、院感等事务管理工作。

11. 完成科室主任交办的其他工作。

（三）超声室主治医师职责

1. 在科室主任领导和主任医师指导下，负责本科一定范围的医疗、教学、科研工作。

2. 认真贯彻落实卫生行业法规、政策及医院的各项规章制度、技术操作规范和工作流程，保证医疗质量，防范医疗差错事故。

3. 参与本科室工作会议，讨论本科室发展规划及人力、物力和经济管理等方面的事项。

4. 根据主治医师的医疗权限从事临床及会诊工作。

5. 根据医疗分管副主任的安排从事科室的其他医疗工作。

6. 具体参加和指导下级医师、进修医师、研究生、轮科医师、实习生的日常医疗工作，单独或协助上级医师参与急、危、重、疑难病例的工作，及时向上级医师和科室主任汇报。

7. 参与本科室的教学工作、科室举办的各类学习班和学术会议。

8. 了解国内外本专业新进展，积极开展参与新项目。

9. 协助科室主任做好本专科质控、医保、院感等事务管理工作。

10. 完成科室主任及上级医师交办的其他工作。

（四）超声室住院医师职责

1. 在科室主任领导和上级医师指导下负责本科室临床、教学、科研等具体工作。严格遵守各项规章制度和技术操作规程，严防差错事故。遵守劳动纪律。

2. 参加科内值班和危重患者的抢救工作。

3. 积极参与科研教学，参与进修、实习人员的教学工作。

4. 完成科室主任及上级医师交办的其他工作。

二、超声室规章制度

（一）超声室工作制度

1. 准确及时地完成门诊、急诊、住院患者需求的超声检查任务，如有条件，承担院内安排的体检任务，开展部分超声介入工作，承担超声进修、实习带教工作。

2. 各项超声检查，须由临床医师逐项填写申请单。急诊患者随到随检，特殊检查应事先预约，以做好必要准备，危重患者必要时应由临床医师携带急救药品陪同检查。

3. 认真执行核对制度。检查时，核对科别、床号、姓名、检查目的；诊断时查对姓名、编号、临床诊断检查结果；发报告时核对姓名、科别、床号等。

4. 疑难患者应集体会诊，不断提高工作质量，积极开展新的检查项目。

5. 严格遵守操作规程。

6. 做好医疗安全、质量控制、病例登记和随访工作。

7. 科室各级各类人员应遵守各项规章制度，坚守工作岗位，按相应职责进行工作。

8. 超声仪器有专人维护、保养，定期进行清洁和检修。

9. 密切注意水、电安全，避免差错事故发生。

（二）超声诊断报告书写规范

1. 肝、胆、脾、肾超声诊断报告规范　首先描写各脏器的大小、形态是否正常，包膜是否完整，内部回声是否均匀，实质内有无异常包块，异常包块的大小、囊实性、内部回声、边界清晰情况等，其中肝脏要报告门静脉内径；门静脉高压时，要报告门静脉及脾静脉内径及走行，CDFI 要描述实质脏器内血流充填情况，需要时测量血流速度和频谱。

2. 胆系的超声报告规范　胆囊的大小、形态，囊内有无异常回声团块，团块的大小、回声、活动、声影等，胆总管的内径要常规测量。肝内胆管异常增宽的要描述内径及阻塞情况。

3. 盆腔脏器超声报告规范　子宫附件的位置、大小、形态，肌层回声是否均匀，内膜情况及腔内回声，节育环有无等，有占位性病灶时，要描写病灶的大小、回声、边界情况，盆腔有积液时要测量积液前后径。男性患者要报告前列腺的大小、形态、内部回声等。CDFI 可描述盆腔脏器的血流情况及有无异常血流信号。

4. 甲状腺、腮腺及下颌下腺及浅表病灶超声报告规范　腺体的大小、内部光点回声均匀性，占位病灶的大小、包膜、内部回声及血流情况均要描述清楚。

5. 乳腺超声报告规范　乳腺的腺体回声，有无导管扩张，腺体内包块的大小、形态、回声、后方透声、钙化点及血供情况，包块的位置钟面定位。

6. 心脏超声报告规范　各房室腔径及大血管的内径大小，室间隔及左心室后壁厚度，各瓣膜回声及启闭，LVEF 值测定，室壁运动，腔内有无异常回声等。CDFI 可了解各瓣膜血流情况，房室水平有无异常血流及瓣膜前向血流频谱，各疾病要做详细描述和报告。

7. 血管超声报告规范　血管的走行、内径、血流充填及频谱，血栓情况，动脉内膜回声及斑块情况，浅静脉是否曲张等都要报告。

8. 头颅多普勒超声报告　各脑动脉的血流充填、流速、频谱形态等要详细测量并描述。

（三）超声科危急值报告制度

1. "危急值"是指辅助检查结果与正常预期偏离较大，当这种检查结果出现时，表明患者可能处于生命危险的边缘状态，此时如果临床医师能及时得到检查结果信息，迅速给予患者有效的干预措施或治疗，就可能会挽救患者生命，否则可能出现严重后果，甚至危及患者生命，失去最佳抢救机会。

2. 超声科在确认检查结果出现"危急值"后，应立即报告所在临床科室，不得瞒报、漏报或延迟报告，并详细做好相关记录。

3. 临床科室医务人员在接到"危急值"报告后，必须严格按照登记表的内容认真填写，字迹清晰，不得瞒报。医护双方签字确认。

第六节　心电图室职责与规章制度

一、心电图室岗位职责

（一）心电图室主任职责

1. 在主管院长的领导下，负责本科室的医疗安全及行政管理工作。

2. 带领科室人员执行医院各项规章制度，完成医院下达的各项任务。

3. 制订科室工作计划，组织实施及负责督导检查。

4. 组织领导本科室工作人员业务学习和技术考核。

5. 组织危重患者的抢救，对突发事件妥善处理。

6. 以身作则，做好医德医风教育。

（二）心电图室医师职责

1. 在科室主任领导下开展工作。

2. 遵守各项规章制度，按工作程序进行工作。

3. 严格按操作规程操作仪器。

4. 出具报告需认真分析，做到准确、及时。

5. 遇有疑难问题及时请示上级医师。

6. 遇有危重患者、紧急情况及时和临床医师联系。

7. 加强业务学习，参加院内外组织的各项活动。

8. 负责进修人员及实习生的培训工作。

二、心电图室规章制度

1. 工作人员必须熟悉机器性能，严格遵守操作规程，对仪器定期保养。

2. 遵守交接班时间，坚守岗位，不脱岗。

3. 仔细阅读申请单，按所要求项目进行检查。

4. 对活动不便、病情严重的患者到床旁检查。

5. 热情待患，耐心解释，尽职尽责。

6. 实习医师的诊断报告，需经上级医师签字。

7. 下班前整理室内卫生，关闭门窗、电源。

第七节　康复治疗室职责与规章制度

一、康复治疗室岗位职责

（一）治疗师长职责

1. 在院长、分管院长领导和医务科指导下，负责本科室的医疗、教学、科研、行政管理工作。

2. 根据医院工作任务目标，制订本科工作计划，组织实施，经常督促检查，按时总结汇报。

3. 根据本科室任务和人员情况进行科学分工，保证对患者进行及时检查和治疗。

4. 领导本科室人员认真执行各项规章制度和技术操作规程，严防差错事故。

5. 组织本科室人员进行业务训练和技术考核，提出升、调、奖、惩的意见。每半年至少进行一次业务训练和技术考核。

6. 承担教学任务，搞好进修、实习人员的培训，努力完成进修计划和教学大纲。

7. 负责本科医德医风建设及医务人员医德医风考评工作。

（二）治疗师组长职责

1. 在治疗师长的领导下，负责本科的医疗、教学、科研、行政管理等工作。

2. 带领治疗师遵守、执行医院和科室各项规章制度，监督治疗师严格执行治疗常规，严防医疗差错事故发生。如有不良事件发生，应及时报告，及时处理，并吸取教训，改进工作。

3. 负责本科的整体发展和规划，具有较强的本专业理论和有关临床知识，对治疗师的业务水平应定期进行考核，同时指导和鼓励治疗师努力学习新技术和新疗法，不断提高专业技术水平。

4. 对新入院患者，应认真阅读康复治疗申请单，合理分派患者，指导治疗师收集患者有关资料，并完成专科评估、评估记录，及时与临床医师沟通。

5. 治疗过程中如发现患者异常时，应指导治疗师立即终止治疗，进行合理处理并立即与主管医师取得联系，与治疗师、主管医师共同分析原因和预防措施。

6. 掌握本专业国内外信息，学习、应用国内外先进技术，开展科研和新业务、新技术，总结经验，撰写学术论文。

7. 负责指导和担任实习生和进修生的教学培训工作，并负责轮转期间技术考核。

8. 对治疗师、学生、进修人员管理考勤、着装，对行为规范进行监督。定期检查工作人员及学生操作仪器是否正确。以及负责区域内财产管理。

9. 搞好本室内部团结，提高团队精神。

（三）康复治疗师（士）职责

1. 在上级治疗师指导下遵医嘱进行各项康复工作、评估工作，并做好康复治疗的登记、治疗记录和相关医疗文书书写。

2. 严格按照各项操作常规进行康复治疗，遵守各项规章制度，严防差错事故。指导实习治疗师进行工作。

3. 熟悉掌握各种康复治疗设备的基本理论、基本知识和基本操作。

4. 负责对有关康复设备进行简单维护和保养，如遇机器故障要及时报修。

5. 对患者及其家属进行有关治疗常识的宣教，介绍治疗的注意事项。

6. 遵守医德规范和行业纪律，廉洁行医，定期参加医德医风考评。

二、康复治疗室规章制度

1. 定期讨论在贯彻医院（理疗方面）的质量方针和落实质量目标、质量指标。

2. 凡需康复治疗者，由医师填写治疗申请单，经康复科医师检诊后，确定治疗方案与疗程，再由治疗师执行治疗方案。

3. 严格执行查对制度和技术操作规程。治疗前交代注意事项；治疗中细心观察，发现异常及时处理；治疗后认真记录。

4. 康复治疗工作人员应经常与患者沟通交流，了解病情，观察疗效，介绍康复治疗方法、作用及注意事项，更好地发挥康复治疗作用。对不能搬动的住院患者，可到床旁治疗。

5. 初次进行治疗的患者应仔细进行初次康复评定，明确功能障碍，确立治疗目标，严格执行康复治疗方案，治疗过程中患者出现不适应及时通知康复医师。

6. 疗程结束后，应及时开展康复评定，存入病历供临床科参考。需继续治疗时，应与康复医师研究确定。因故中断康复治疗时，要及时通知责任床位医师。

7. 进行运动疗法时，应掌握好适应证，循序渐进，在治疗时要因人而异、因病而异，在运动疗法实施后，要定时评定，了解运动处方是否合适，及时调整，再次实施，直至治疗方案结束。下班时，要清点所有康复器械和切断设备电源。治疗中患者不得私自使用治疗师安排外的设备。

8.工作人员要爱护康复治疗设备，使用前检查，使用后擦拭，定期检查维修。

（管红波）

第 5 章

护理院护理岗位职责与制度

第一节　概　　述

一、定义

（一）护理

护理是诊断与处理人类对现存的和潜在的健康问题所产生的反应，表明护理服务的对象为人，不仅包含已有健康问题的患者，还包含具有潜在健康问题的人，帮助他们减轻痛苦，恢复健康，预防疾病，促进健康，并与护理程序紧密联系。

（二）护理职责

指护理从业人员所需要去完成的工作内容，以及应当承担的责任范围。

二、制定护理职责与制度的重要意义

1. 保证护理院工作的有序和安全。
2. 促进护理院管理的系统化、制度化与规范化。
3. 提高护理院的服务质量和管理水平。

第二节　护理岗位职责

一、护理部主任岗位职责

1. 拟订全年度护理工作计划，并组织实施、评价、总结和反馈。

2. 负责按月重点实施计划，指导、督促各科室执行并及时反馈。

3. 科学合理地分配和利用护理人力资源，负责院内护理人员的任、调、奖、惩工作。参与制订护理人力资源开发和人员管理方面的策略和方案。

4. 负责组织修订和完善护理常规、技术操作规程和质量标准，制定各级护理人员的岗位职责与护理制度，并指导、督促执行。

5. 定期组织检查和评价全院护理质量，有计划、有针对性地组织对院内各危重、疑难、死亡患者进行护理查房、会诊和讨论，保证护理质量持续改进。

6. 负责拟订在职护士继续教育及培训计划，组织全院护理人员的专业培训、考核。指导新

入职护士的临床带教工作。

7. 负责护理部与其他部门之间的协调与沟通，提请相关部门协调解决护理工作中的相关问题。

8. 组织护理科研计划申报、立项及护理新技术的推广工作。

9. 负责对护理用具和设备、物资的品质及先进性的调研，审核各护理单元提出的有关护理用品报批计划和使用情况。

二、护士长岗位职责

1. 根据护理部工作计划和质量标准，结合本科情况制订对应的科室计划，做到月有重点、周有安排，并组织实施。

2. 协助护理部合理利用护理人力资源，根据患者病情需要，运用护理程序科学地进行排班和小组分工，责任到人。负责护理人员的依法执业及奖、惩具体考核。参与本科护理人员的任、调考核。

3. 组织护理查房、疑难和死亡病例讨论、会诊。组织制订科室风险防范预案并组织培训。召开护理安全工作会议，及时分析、处理护理不良事件，提出改进措施。

4. 指导各级护理人员开展整体护理。掌握护理单元工作动态，及时查看新入院和疑难危重患者，督促护理人员严格执行各项规章制度和技术操作规程，有计划地检查医嘱执行情况，及时审修护理记录。

5. 定期组织召开工休座谈会，听取患者及其家属对医院服务的意见和建议，分析原因，研究对策。

6. 定期对本病房护士进行护理工作评价，按照护理部的要求完成护理人员规范化培训及"三基"考核工作。指导实习、进修护理人员的带教考评工作。

7. 负责管理好病房，包括病房环境的整洁、安静、安全。患者和探视人员的组织管理，各类仪器、药品的管理。对本科室设备、固定资产进行定期清点、送检、补充及感染监控管理等。

8. 督促检查护理员、保洁员和配餐员做好清洁卫生和消毒隔离工作。

三、责任护士岗位职责

1. 在护士长及科室主任的领导下，负责分管患者的治疗、饮食、日常护理等工作，并协同护士长做好护理员的督促、指导和管理。

2. 晨间护理、向患者问好，病室开窗通风，关空调和照明灯，保持病房整洁、安静，符合质控要求。

3. 负责物品清点交接，负责抢救药品和医疗仪器的保养、管理及各种消毒液的配制、测试、更换，核对检查治疗室药品、无菌物品的有效期。

4. 参加晨会交班。认真听取夜班报告，分管患者床头交班，阅读分管患者中危重患者、夜间病情变化等患者的护理记录。

5. 负责本组患者的治疗和各项护理工作，严格执行"三查七对"。保持患者"三短（指甲短、胡须短、头发短）""六洁（清洁脸、头发、手足、皮肤、会阴、肛门）"，经常巡视并与患者沟通，仔细观察病情变化和心理状态，发现问题及时报告和处理。

6. 热情接待新入院患者，做好环境介绍，入院宣教。按护理程序进行评估、观察并记录。

根据病情进行阶段性、针对性的疾病宣教。

7. 办理患者出院、转科、转院的有关手续，护送患者到电梯口，发放本组一日清单，做好欠费患者的催款工作、电话回访。

8. 参加本组患者医师查房，阅读医师的病程记录，参加病案讨论。

9. 核对查房医嘱。电脑输入医嘱及记账，核对当天长期医嘱和临时医嘱的执行处理情况，核对口服药物。

10. 根据病情与护理级别，书写护理记录与晚班交班。

11. 按要求测体温、血压、呼吸、脉搏、心率、血糖，并正确绘图、记录。

12. 配合护士长做好护理区管理工作。

四、晚夜班护士岗位职责

1. 在护士长及科室主任的领导下，负责晚夜间所有患者的治疗、饮食、日常护理等工作，并协同护士长做好护理员的督促、指导和管理。

2. 认真做好交接班工作，巡视病房，危重患者床头交接，清点用物。

3. 核对全日医嘱，做好特殊检查前准备工作。

4. 按时测体温、脉搏、呼吸、血压，按常规做好治疗、注射及发药工作。

5. 定时巡视患者，严密观察病情变化及睡眠情况，做好患者的安全管理工作，进行必要的护理。

6. 收集标本，总结 24 小时液体出入量，记录危重患者的生命体征及护理情况。

7. 做好危重患者的口腔护理，协助喂饭，检查患者进食情况。

8. 整理护理区环境，保持卫生。负责办公室、治疗室、处置室的清洁卫生工作。

9. 认真书写交班报告，及时完成护理记录，记录危重患者病情及出入量，认真做好交接班工作。

五、供应室护士长岗位职责

1. 在护理部主任领导下，全面负责供应室的护理行政和业务管理工作，确保供应室护理质量安全有效地良性运行。

2. 根据护理部工作计划，制订供应室工作计划，做到月有重点、周有安排并组织实施。定期总结，取得经验，制定改进措施。

3. 组织制定供应室各种风险防范预案并组织护士学习，保持动态警戒。定期召开护理安全工作会议，对护理差错事故及时进行分析处理并寻找根本原因，力求解决。

4. 负责一次性医疗器材及敷料的配置、消毒保管、请领、报损、供应管理工作。

5. 督促本室人员认真贯彻执行各项规章制度和技术操作规程，严防差错事故。并组织开展技术革新，不断提高工作效率。

6. 定期检查高压灭菌锅的效能，鉴定无菌包、无菌器械和敷料的灭菌效果，发现异常，立即上报检修。

7. 组织供应室人员深入临床科室、实行下送下收，检查所供应的无菌包、一次性医疗器材、敷料的使用情况，征求意见，改进工作。

8. 督促检查保洁员做好清洁卫生和消毒隔离工作。

第三节　护理规章制度

一、护理部规章制度

1. 在院长领导下负责组织全院的护理工作，与其他各职能部门共同完成预防、医疗、护理、教学和科研等工作。

2. 负责制订全院护理工作计划、管理目标和管理标准，经主管院长审批后组织实施，并定期检查、总结，不断提高护理质量。

3. 组织领导全院护理教学和护理科研工作，并做好科研结果的应用和推广，开展新业务、新技术。

4. 护理部实行护理部主任—科护士长—护士长三级管理体制，负责全院护士的院内、外工作调配，并有晋级、晋职、任免、奖惩的建议权。

5. 加强护理队伍的建设和人才培养，负责全院护士的思想教育，业务技术及考核工作，建立护士技术档案，随时将考试成绩记录在案。

6. 关心全院护士的思想、工作和学习情况，帮助他们解决实际问题，调动护士的积极性。

7. 积极参与医院改革工作，协调好各部门的关系。

8. 负责做好各种文件的收发、统计、登记、传阅、立卷、归档及保管工作，并严格执行保密制度。

二、护理人力资源管理制度

（一）护士管理规定

1. 严格遵守中华人民共和国《护士条例》。

2. 护士必须按规定及时完成首次注册和定期延续注册。

3. 护士在执业过程中必须遵守相关法律法规、医疗护理工作的规章制度、技术规范和职业道德。

4. 护士需定期考核，护理部建有"护士考核制度"。

5. 护士应定期接受在职培训、完成规范化培训和继续教育有关规定。

6. 护士应对自己的护理行为负责，热情工作，尊重每一位患者，努力为患者提供最佳的、最适宜的护理服务。

7. 护士要养成诚实、正直、慎独、上进的品格和沉着、严谨、机敏的工作作风。

8. 护士应通过实践、教育、管理、学习等方式提高专业水平。

9. 护士的使命是体现护理工作的价值、促进人类健康；护士应与其他医务人员合作，为提高整个社会健康水平而努力。

（二）护士资质管理规范

1. 护理部每年初审核全院护士执业资质，按上级通知统一组织护士首次注册和延续注册（在注册期满前 30 日），对《中华人民共和国护士执业证书》进行集中校验注册。

2. 护理部协助人事部门审核招聘护士的身份证、毕业文凭、《中华人民共和国护士执业证书》。

3. 护理部负责转入护士及时办理本地注册变更，在有效变更注册前不得在临床单独值班。

4. 护理部对资质审核不合格的护士，书面通知相关人员，确保做到依法执业。

5. 护士长严格执行上述规范，加强依法执业管理。

（三）值班（含中、夜班）护士执业岗位准入制度

1. 具有护士执业资格。

2. 从事临床护理工作 3 个月以上。

3. 经科室护士长和带教护士考核相关理论、护理专业技术操作，成绩合格者，方可独立从事值班（含中、夜班）工作。

4. 必须具备以下条件：具备独立完成危急重症患者的抢救配合工作能力、病情观察与应急处理能力、规范客观书写护理文件的能力、良好的慎独精神等。

三、护理制度、护理常规与操作规程变更制度

1. 护理制度、操作常规、操作规程变更立足于适应临床工作需要，规定护理行为，提高工作质量，确保患者安全。

2. 护理制度、操作常规、操作规程变更，由护理质量管理委员会负责。如有变更需求，科室向委员会提出申请，待委员会讨论批准后，提出变更意见和建议。

3. 变更范围

（1）对现有护理制度、操作常规、操作规程的自我完善和补充。

（2）对新开展的工作，需要制定新的护理制度、护理常规或操作规程。

4. 护理制度、护理常规、操作规程变更后，应试行 3 ～ 6 个月，经可行性再评价后方可正式列入实施。文件上须标有本制度执行起止时间及批准人。

5. 变更后的护理制度、护理常规、操作规程由护理部及时通知全院护士，认真组织培训并贯彻执行。

6. 重大护理制度、护理常规、操作规程变更要与医疗管理职能部门做好协调，保持医疗护理一致性，并向全院通报。

四、护理质量与安全管理委员会规章制度

1. 护理质量与安全管理委员会是在主管副院长指导下，由护理部具体牵头并独立行使护理质量管理职责，全院护理人员参与和开展的日常工作，兼容质量管理与日常工作为一体的常设机构。

2. 医院护理质量与安全管理委员会协调护理人员与患者、社会和医务工作人员之间的关系，维护各方权益。

3. 医院护理质量与安全管理委员会的主要任务是负责病房、供应室、治疗室、注射室、抢救室及换药室的护理质量控制。

4. 开展全院护理质量与安全教育，努力提高护理人员的护理质量和安全意识，对全院护理质量和护理安全实行目标责任制，并将责任落实到科室和个人。

5. 负责草拟、制定、修改和完善医院护理质量和护理安全管理方案；负责检查落实护理质量和护理安全管理的执行情况，按规定时间进行护理质量和护理安全检查及持续改进。

附　护理质量与安全管理委员会岗位职责

1. 负责全院护理质量与安全管理目标及各项护理质量标准的制定，并对护理质量和护理安全实施控制与管理。

2. 每季度召开一次护理质量分析会，护理部随时向分管院长汇报全院护理质量与护理安全管理情况，每年进行护理质量控制与安全管理总结并向全院护理人员通报。

3. 实行护理部、病区二级控制和管理。

（1）病区护理质量与安全控制组（1级）：由1～2人组成，由病区护士长参加并负责。按照质量标准对护理质量和护理安全实施全面控制，及时发现工作中存在的问题与不足，对出现的缺陷进行分析，制定改进措施。检查有登记、记录并及时反馈，每月填写检查登记表报上一级质控组。

（2）护理部护理质量与安全控制组（2级）：由3～5人组成，护理部主任参加并负责。每季度按护理质量和护理安全控制项目有计划、有目的、有针对性地对各病区护理工作进行检查评价。及时研究、分析、解决检查中发现的问题。每季度在护理质量和护理安全管理委员会会议上反馈检查结果，提出整改意见，并持续改进。

4. 建立专职护理文书终末质量控制督察小组，由护理部护理质量控制组人员承担全院护理文书的质量检查。每月对出院患者的体温单、医嘱单、护理记录单等进行检查评价，不定期到临床科室抽查护理文书书写质量。

5. 对护理质量与安全缺陷进行跟踪监控，实现护理质量和护理安全的持续改进。

6. 将护理质量与安全检查考评结果作为各级护理人员的考核内容。

五、分级护理制度

患者的护理级别以患者的病情和生活自理能力为依据进行确定，并根据患者的情况变化动态调整。护士应遵守临床护理技术规范和疾病护理常规，并根据患者的护理级别和医师制订的诊疗计划，按照护理程序开展护理工作。

（一）护士实施的护理工作内容

1. 密切观察患者的生命体征和病情变化。

2. 正确实施治疗、给药及护理措施，并观察、了解患者的反应。

3. 根据患者病情和生活自理能力提供照顾和帮助。

4. 提供护理相关的健康指导和心理支持。

（二）护理级别分类

1. 特级护理的护理内容

（1）严密观察患者病情变化，监测生命体征。

（2）根据医嘱，正确实施治疗、给药措施。

（3）根据医嘱，准确测量出入量。

（4）根据患者病情，正确实施基础护理和专科护理，如口腔护理、压疮护理、气道护理及管路护理等，实施安全措施。

（5）保持患者的舒适和功能体位。

（6）实施床旁交接班。

2.特级护理的质量要求

（1）保持良好的病房环境，保持床单位清洁，保证患者体位舒适。

（2）保持患者"六洁"［皮肤、发须、口腔、会阴、手足、指／（趾）甲］。

（3）保证各种管道在位、通畅。

（4）护士掌握患者病情（"即知道姓名、诊断病情、治疗、护理问题、护理措施、心理状态、检查的阳性结果、饮食"）。

3.一级护理的护理内容

（1）每小时巡视患者，观察患者病情变化。

（2）根据患者病情，测量生命体征。

（3）根据医嘱，正确实施治疗、给药措施。

（4）根据患者病情，正确实施基础护理和专科护理，如口腔护理、压疮护理、气道护理及管路护理等，实施安全措施。

（5）提供护理相关的健康指导。

4.一级护理的质量要求

（1）保持良好的病房环境，保持床单位清洁。

（2）保持患者的"六洁"［皮肤、发须、口腔、会阴、手足、指（趾）／甲］。

（3）保证各种管道在位、通畅。

（4）保证患者正常休息。

（5）护士掌握患者病情（"即知道姓名、诊断病情、治疗、护理问题、护理措施、心理状态、检查的阳性结果、饮食"）。

5.二级护理的护理内容

（1）每2小时巡视患者，观察患者病情变化。

（2）根据患者病情，测量生命体征。

（3）根据医嘱，正确实施治疗、给药措施。

（4）根据患者病情，正确实施护理措施和安全措施。

（5）提供护理相关的健康指导。

6.二级护理的质量要求

（1）保持良好的病房环境，保持床单位清洁。

（2）保持患者皮肤口腔清洁。

（3）保证患者正常休息。

7.三级护理的护理内容

（1）每3小时巡视患者，观察患者病情变化。

（2）根据患者病情，测量生命体征。

（3）根据医嘱，正确实施治疗、给药措施。

（4）提供护理相关的健康指导。

8.三级护理的质量要求

（1）保持床单位清洁。

（2）保证患者正常休息。

六、医嘱执行制度

1. 注册护士有执行正确医嘱的权利和义务。

2. 护士在执业活动中，发现患者病情危急，应立即通知医师；在紧急情况下为抢救垂危患者生命，可针对病情实施必要的紧急救护，但应做好记录并及时向医生汇报。

3. 护士发现医嘱违反法律、法规、规章制度或者诊疗技术规范规定的，应当及时向开具医嘱的医师提出；必要时，应当向该医师所在科室的负责人或医疗卫生机构负责医疗服务管理的人员报告。

4. 按医嘱要求正确执行各项医嘱，护士对可疑医嘱，必须查清后方可执行。

5. 非抢救患者时护士不执行医师下达的口头医嘱或电话医嘱。

6. 抢救患者时医师下达的口头医嘱护士必须复述一遍，经医师确认无误后执行并保留使用过的空安瓿以供核对，提醒医师要及时补开医嘱。

7. 凡需下一班执行的临时医嘱，要交代清楚，并在护士值班记录上注明。

七、护理查对制度

查对制度是保证患者安全、防止差错事故发生的一项重要措施。因此，护士在工作中必须具备严肃认真的态度，保证患者的安全和护理工作的正常进行。

（一）电子病历的医嘱查对制度

1. 每日录入医嘱后，应做到班班查对。

2. 临时医嘱执行后要签名字和执行时间。对有疑问的医嘱必须问清后方可执行。

3. 抢救患者时，医师下达口头医嘱，执行者需复诵一遍，待医师确认无误后方可执行；保留用过的空安瓿，经 2 人核对后再弃去。

4. 护士长每周至少总核对医嘱一次，核对医嘱要有登记，参与者均须签名。

（二）服药、注射、输液查对制度

1. 服药、注射、输液前严格进行"三查七对"。

三查：备药前查、备药中查、备药后查（操作前查、操作中查、操作后查）。

七对：对床号、姓名、药名、剂量、浓度、时间和用法。

2. 备药前要检查药品质量，注意有无变质、裂痕，注意有效期和批号，如不符合要求或标签不清者不得使用。

3. 摆药后必须经第二人核对无误方可执行。

4. 易致过敏药物，给药前应询问有无过敏史；第一次用药时，即使过敏试验阴性亦需密切观察。使用毒、麻、限、剧药时要反复核对，用后保留安瓿。

5. 为保持药物良好效用，溶解后不得放置时间过久。同时使用多种药物时注意药物的配伍禁忌。

6. 发药或注射时，如患者提出疑问，应及时查清，并向患者解释后方可执行，必要时与医师联系。

（三）标本采集核对制度

1. 护士应掌握各种标本的正确留取方法。

2. 采集标本应严格遵医嘱执行。

3. 标本采集前认真执行查对制度，医嘱和检验单逐项核对无误后，方可执行。

4. 标本采集时要携带检验单再次核对确认患者（必要时请患者参与确认）。

5. 输血、配血抽取标本时，必须经 2 人核对后抽取并签名。

（四）供应室查对制度

1. 准备器械包时，要查对器械名称、数量、质量及清洁处理情况。

2. 发器械包时，要查对名称、消毒日期及灭菌指示剂。

3. 收回器械包时，要查对数量、质量及清洁处理情况。

（五）饮食查对制度

1. 每日核对医嘱单、饮食执行单、患者床前饮食卡饮食种类是否相符。

2. 发治疗饮食时，查对饮食执行单与饮食种类是否相符。

3. 开饭时在患者床边再次核对饮食种类。

八、给药制度

1. 护士必须严格根据医嘱给药，不得擅自更改。对有疑问的医嘱，应了解清楚后方可给药，避免盲目执行。

2. 了解患者病情及治疗目的，熟悉各种常用药物的性能、用法、用量及副作用，向患者进行药物知识的介绍。

3. 严格执行"三查七对"制度。三查：操作前、操作中、操作后查。七对：对床号、姓名、药名、浓度、剂量、用法、时间、药品有效期。

4. 做治疗前，护士要洗手、戴帽子、口罩，严格遵守操作规程。

5. 给药前要询问患者有无药物过敏史（需要时做过敏试验）并向患者解释以取得合作。用药后要注意观察药物反应及治疗效果，如有不良反应要及时报告医师，并记录护理记录单，填写药物不良反应登记本。

6. 用药时要检查药物有效期及有无变质。静脉输液时要检查瓶盖有无松动、瓶口有无裂缝、液体有无沉淀及絮状物等。多种药物联合应用时，要注意配伍禁忌。

7. 安全正确用药，合理掌握给药时间、方法，药物要做到现配现用，避免久置引起药物污染或药效降低。

8. 治疗后所用的各种物品进行初步清理后，由专人回收处理。口服药杯定期清洗消毒备用。

9. 如发现给药错误，应及时报告、处理，积极采取补救措施。向患者做好解释工作。

九、患者身份识别管理制度

1. 对昏迷、神志不清、无自主能力的患者必须佩戴腕带，用以识别患者身份。

（1）患者新入院时，护士应核对住院病历与腕带上信息相符，腕带信息字迹清晰规范，准确无误。项目包括姓名、性别、年龄、住院号等。

（2）佩戴腕带前要求患者陈述自己的姓名，对无法沟通的患者应请患者家属陈述患者的身份，并说明佩戴腕带的目的和意义，帮助患者正确佩戴。

（3）患者在院期间应始终佩戴腕带，如有遗失或损坏必须立即补上新腕带。

2. 在对患者实施任何检查、操作或转运前应核对（扫描）身份腕带，同时让患者陈述自己的姓名，核对时至少同时使用两种以上患者身份识别方式，如床号、姓名、年龄、出生年月、住院号等，禁止仅以房间或床号作为识别的唯一依据。

3. 在为患者进行任何护理操作时，操作前、中、后必须进行患者身份识别，确认患者。

4. 对患者进行输血、特殊用药、特殊治疗时，必须 2 名护理护士共同认定患者身份后再执行。

5. 患者转科交接时应进行身份识别，尤其是重点患者，包括意识不清、语言交流障碍、镇静期间患者等。

6. 患者外出检查前检查腕带佩戴在位，并携带检查单，便于检查时确认身份并核对。

7. 管理人员应督查患者身份识别的执行情况，进行总结、分析、持续改进。

十、患者用药、治疗反应的观察与处置制度

1. 护士应熟练掌握常用药物的疗效和不良反应。

2. 对易发生过敏反应的药物、特殊用药和特殊人群（老年人、心肝肾功能不全的患者等）应密切观察，如有过敏、中毒反应立即停止用药，报告医师，做好记录，必要时封存实物协助检验工作。

3. 密切观察用药效果和不良反应，发现问题应及时停止用药，逐级报告护士长、药剂科，确保用药安全。

4. 定时巡视病房，根据病情和药物性质调整输液滴速，观察有无发热、皮疹、恶心、呕吐等不良反应，发现异常及时报告医师进行处理。

5. 阅读药品使用说明书，做好患者的用药指导，使患者了解所用药物的一般作用和不良反应，确保正确用药和需要注意的事项。

6. 发现给药错误时，应及时停药、报告管床医师，并积极采取补救措施，向患者做好解释工作，避免引起纠纷。

7. 加强巡视，及时发现药物不良反应。

8. 发生药物不良反应时，应及时报告医师，采取相应的护理措施，填写药品不良反应登记表，递交药剂科。

9. 科室定期组织护士学习药物知识。

十一、护士值班交接班制度

交接班制度是保证临床医疗护理工作昼夜连续进行的一项重要措施，护理人员必须严肃、认真地贯彻执行。

1. 病房护士应轮流值班，值班人员应遵守岗位职责，坚守岗位，严格遵医嘱和护士长安排，保证各项治疗护理工作准确、及时进行。

2. 交班前，护士长、责任护士应阅读交班报告、检查医嘱执行情况和危重患者记录，重点巡视危重患者和新入院患者，并安排护理工作。

3. 交班者必须在交班前完成本班的各项工作。各类物品、药品处于应急状态备用，病房内、办公室保持整洁，并为下一班做好必需品的准备，以减少接班者的忙乱。

4. 病房应建立交班本，交班者必须将患者总数、出入院、转院、转科、死亡、病危、病重人数，以及新入院、危重、抢救、特殊检查患者的诊断、病情、治疗、护理、主要医嘱和执行情况，送留各种检验标本数目，写入书面交班报告和护理记录内；急救药品和其他医疗器械与

用品班班清点记入物品登记本，若出现不符，应向接班人交代清楚后才能下班。接班时发现的问题应由交班者负责，接班后再发现问题，则应由接班者负责。接班者未接清楚前交班者不得离开岗位。

5. 每班必须按时交班。晨间交接班时，由夜班护士交代前一日病房内患者病情，并重点交代晚夜间危重患者情况和新患者病情诊断及与护理有关的事项。

6. 各班交接时，接班者需提前 15 分钟到岗，清点物品、详细阅读交班本和护理记录，了解患者动态，然后交接班者共同巡视患者进行床边交接，重点查看危重、抢救、昏迷、瘫痪患者的病情，如生命体征、输液、皮肤、各种引流管道、特殊治疗及各专科护理执行情况。

7. 六个不交接

（1）病情不清不交接。

（2）危重患者护理未做不交接。

（3）记录不全不交接。

（4）药品器械不对不交接。

（5）引流输液不通畅不交接。

（6）办公室、治疗室不整洁不交接。

8. 护士床边交接班规范

（1）护士长全程参加交接班，控制交接班内容和状态。

（2）交接班时办公室必须留一名护士，处理电话、信号灯等临时事务。

十二、护理文件管理制度

护理文件是病历的重要组成部分，是检查医疗护理质量的重要依据，也是法律上的依据。

1. 运行中的护理文件由护士长负责管理，护士长不在时由办公室护士或值班护士负责，各班护理人员均须按管理规定执行。

2. 病区护士文件摆放有序，病历中的各种表格均应排列整齐，不得撕毁、涂改或丢失，用后必须归还原处。

3. 加强对病房运行病历的管理。及时打印已经完善的电子护理文件，病历入病历车，并加锁保管，防止病历的遗失和患者信息的泄露。患者不得自行携带病历出科室，外出会诊或转院时只需携带病历摘要，特殊检查时病历应由相关科室人员负责携带。

4. 各项护理文件书写要及时、准确、真实。患者出院或死亡后，病历须按规定排列整齐，护理病历随医疗病历送交病案室保管。

5. 交班报告本及其他护理记录按规定要求书写，并妥善保存 1 年，以备查阅。

6. 护士长每周检查各种护理记录单的书写质量，并做好质控记录。

7. 实行院护理质控组 - 病区质控员二级质量管理。院护理质控组每季进行护理文件质控检查，反馈分析，持续改进。

十三、护理安全管理制度

1. 严格执行各项规章制度及操作规程，确保治疗、护理工作的正常进行，护理部定期检查考核。

2. 毒、麻、限、剧药品做到安全使用，专人管理，专柜保管并加锁。保持固定基数，用后督促医师及时开处方补齐，每班交接并登记。

3. 内服、外用药品要分开放置，瓶签清晰。高危药品单独放置，标识醒目。

4. 各种抢救器材保持清洁、性能良好；急救药品符合规定，用后及时补充，专人管理，定时清点；无菌物品标识清晰，符合保存要求，确保在有效期内。

5. 供应室供应的各种无菌物品经检验合格后方可发放。

6. 对于有异常心理状况的患者要加强监护及交接班，防止意外事故的发生。

7. 工作场所及病房内严禁患者使用非医院配置的各种电炉、电磁炉、电饭锅等电器，确保安全用电。

8. 制定并落实突发事件的应急处理预案和危重患者抢救护理预案。

十四、护理不良事件报告及管理制度

1. 护理不良事件分为护理差错、护理事故、在院跌倒、护理并发症、护理投诉及其他意外或突发事件。医疗安全（不良）事件按事件的严重程度分为 4 个等级。

（1）Ⅰ级事件（警告事件）非预期的死亡，或是非疾病自然进展过程中造成永久性功能丧失。

（2）Ⅱ级事件（不良后果事件）在疾病医疗过程中因诊疗活动而非疾病本身造成的患者机体与功能损害。

（3）Ⅲ级事件（未造成后果事件）虽然发生了错误事实，但未给患者机体与功能造成任何损害，或有轻微后果而不需任何处理可完全康复。

（4）Ⅳ级事件（隐患事件）由于及时发现错误，未形成事实。

2. 护理部及各科室具备防范、处理护理不良事件的预案，并不断修改完善。

3. 发生护理不良事件后，当班护士要立即向护士长报告。

4. 凡患者在住院期间发生跌倒、坠床、导管脱落、医嘱处理不当、用药错误、药物外渗、走失、自杀或自残、误吸或窒息、手术部位或患者识别错误、烫伤、与护理人员发生争执及其他与患者安全相关、非正常的护理意外事件及违反护理操作常规等，均列入护理不良事件。

5. 一旦发生护理不良事件，当事人应按不良事件上报流程填写，包括事件发生的具体时间、地点、过程和采取的解决措施等内容，并汇报给护士长和管床医师，一般不良事件 24 ～ 48 小时向上一级汇报，重大事件和情况紧急者，应在处理的同时口头或电话上报。

6. 一般事件逐级上报（护士长－护理部），重大事件和情况紧急者，非正常工作时间，越级上报护理部。

7. 护士长组织科内讨论，针对不良事件发生的原因，提出改进措施。

8. 当月的不良事件在次月 5 日前汇总至护理部。

9. 针对科室报告的不良事件，护理部每月组织分析原因，进行警示教育，每季度公布分析处理结果。

10. 对于发生不良事件的科室，针对不良事件的改进措施要落实到位，护理部定期追踪改进措施的落实情况。

11. 实行非惩罚性护理不良事件报告制度，并按照《医疗安全（不良）事件报告奖惩制度》实行奖励；为杜绝护理不良事件发生，视情节与当月绩效考核挂钩，有效制止的重大不良事件，护理部讨论后在年终进行全院表扬和奖励。

十五、跌倒、坠床报告及伤情认定制度

1. 患者发生跌倒、坠床时，均要及时上报登记。

2. 发现患者跌倒、坠床，应立即进行现场处理，并及时通知医生，进行伤情鉴定。

3. 根据患者情况进行伤情鉴定，采取积极措施密切观察病情变化，并及时做好记录。

4. 事件发生24小时内，护士长填报不良事件报告表上报护理部。

5. 科室组织护理人员进行讨论，分析原因，制定改进措施，完善相关管理制度及工作流程等。

6. 上报及处理流程（图5-1）。

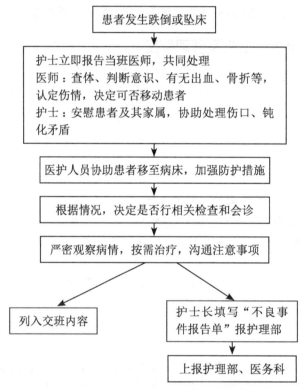

图5-1　上报及处理流程

十六、压疮风险评估、防范管理制度

1. 各护理单元应建立《压疮发生高危人群备案表》报告单。

2. 对已发生的压疮（包括带入院压疮），以及Braden压疮危险因素评分≤12分，有可能发生压疮的高危人群，必须积极采取相应措施，并体现在护理记录中。对已发生的压疮（包括带入院压疮）和Braden压疮危险因素评分≤12分者，应及时报护士长、护理部，积极采取相应措施，并体现在护理记录中。

3. 护士长应根据科室报表，定期跟踪检查患者的皮肤情况并记录。

4. 凡发生压疮或有发生压疮的可能，护士长应及时组织护士采取有效的预防措施和护理评估，并体现在护理记录中。

5. 科室护士在患者住院期间，未按照制度执行一旦发生压疮，护士长应如实上报护理部。科室组织护理人员讨论、分析原因，制定整改措施。护理部对有发生非预期性压疮的护理单元

应给予绩效扣分。

十七、压疮风险评估与报告制度

1. 护士根据压疮认定标准评估患者情况。

2. 凡有发生压疮者，无论是在院内还是在院外发生的，科室要及时填写《压疮发生人群上报及跟踪表》，对评分≤12 分的患者及时填写《压疮发生高危人群评估表》并在 24 小时内上报护士长及护理部。

3. 护士长应及时查看患者并报护理部，护理部视情况查看患者或请伤口护理小组会诊并给出指导性意见，在患者当日护理记录中要有体现。

4. 科室应如实上报，如隐瞒不报，经发现，扣科室当月质量考核分。

5. 压疮风险评估与报告处置流程（图 5-2）。

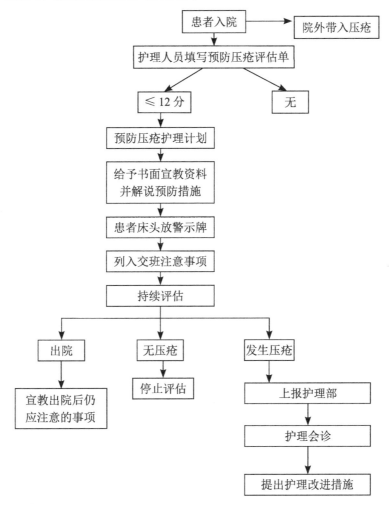

图 5-2　压疮风险评估与报告处置流程

十八、病区护理规章制度

（一）病区管理制度

1.病房在科室主任领导下，由护士长负责管理。

2.定期向患者宣传讲解卫生知识，根据情况可选出患者小组长，协助做好患者思想、生活管理等工作。

3.保持病房整洁、舒适、安静、安全，避免噪声，做到走路轻、关门轻、操作轻、说话轻。

4.统一病房陈设，室内物品和床位摆放整齐，固定位置，未经护士长同意不得任意搬动。

5.保持病房清洁、卫生，每日至少通风2次，每次不少于30分钟，每日至少清扫2次，每周大清扫1次。

6.医务人员必须穿戴工作服、工作帽，着装整洁，必要时戴口罩，病房内不准吸烟。

7.患者被服、用具按基数配给患者，出院时清点收回。

8.护士长全面负责保管病房的财产和设备，并分别指派专人管理，建立账目，定期清点，如有遗失，及时查明原因，按规定处理。管理人员调动时，要办好交接手续。

9.定期召开患者座谈会，征求意见，改进病房工作。

10.病房内不得接待非住院患者，不会客。医师查房时不接私人电话，患者不得离开病房。

（二）病区安全制度

1.病房通道保持通畅，禁止堆放各种物品、仪器设备等，保证患者通行安全。

2.各种物品、仪器、设备固定放置，便于清点、查找及检查。

3.病房内一律禁止吸烟，禁止使用电炉及明火，使用酒精灯时人员不能离开，以防失火。

4.病房应按要求配备必要的消防设施及设备。消防设施完好、齐全，消防设备上无杂物。防火通道应畅通，不堆、堵杂物。

5.加强对陪住和探视人员的安全教育和管理。

6.贵重物品不要放在病房。

7.晚8：00应督促探视人员离开病区，晚9：00准时熄灯休息。

8.加强巡视，如发现可疑人员，应及时通知保卫处。

9.空病房要及时上锁。

（三）病区各室管理制度

1.护士站

（1）保持安静整洁，严禁大声喧哗，非护士站护士不得在护士站长时间逗留、聊天。

（2）护士不得做与工作无关的事情。

（3）对患者和来访人员咨询时，做到首问负责制，热情大方。接打电话时使用文明用语。

（4）有患者呼叫信号，要及时处理。

（5）物品放于固定位置，用后物归原处，不得放置私人及与工作无关的物品。

（6）病历、记录单、表格单，除本科室人员外，未经许可不得翻阅或借用。

（7）爱护室内公共财物，护士站电脑只用于与医疗护理工作相关的信息处理。

（8）护士站备有记事板，记载有关特殊护理事宜。

2.治疗室

（1）保持清洁、整齐，专人负责，每日进行整理、消毒，每周彻底清扫消毒，非工作人员禁止入室。

（2）严格执行无菌技术操作和正确执行各种操作规程，操作前应洗手、戴口罩。

（3）执行操作前，认真做好查对制度，防止护理不良事件的发生。

（4）严格遵守交接班制度，交班前应将药品、器械整理就绪。

（5）常备一定的无菌器械、敷料，以备急用。

（6）药品应放在固定的位置，内服、注射类药品应分别放置，标签必须清楚。贵重、剧毒药应妥善保管，并加锁。

（7）治疗室物品应分类放置，治疗完毕后，应清洗干净，物归原处；对传染患者室用过的器械、敷料，要及时处理消毒。

（8）各种药品、器械专人保管，如有外借应经值班护士同意，并登记。

（9）各种无菌包、无菌容器应定期更换消毒。

3. 抢救室

（1）抢救室护士对抢救患者应有高度的责任心和同情心，及时准确地进行治疗护理工作，严密观察病情变化并做好详细记录。

（2）护士要熟练掌握抢救技术操作和护理常规，密切配合医生抢救。

（3）抢救室物品、药品、器材应指定专人负责管理，定位放置，使用后要及时维护与补充，使其处于完好状态。抢救物品不得外借。

（4）凡涉及法律和民事纠纷者，要与公安部门联系，随时与患者单位或家属联系，并做好家属思想工作。

（5）经抢救稳定后需转入普通病房，应由护士护送，并严格履行交接班制度。

4. 病室

（1）病室布局合理，病室安静、整洁、安全、舒适，护理基本设施、设备完好，各种警示标示牌健全完好。

（2）床、床头柜、凳子、陪护椅排列整齐，窗帘完好无损，拉向两侧，床头牌整齐。

（3）床单位清洁整齐，患者卧位舒适安全。

（4）地面、窗台不放杂物，病床间及公共过道畅通、无物品，空间便于人员活动，符合治疗、护理需要。

（5）室内通风良好无异味，设备带及床头台灯无灰尘，地面清洁、干燥，每日拖地 2 次。

（6）家属探视有序，陪伴人员符合管理要求。

（7）卫生间清洁无异味，患者生活用品摆放有序，地面无积水。洗漱设施完好，冷热开关标记醒目、浴帘清洁。

（8）有工作人员管理分工，并保证落实，护士长台账有记录。

5. 配餐间

（1）配餐间是供洗涤餐具、病区供应热水、热饭的场所。

（2）室内整齐清洁，地面无积水、污垢、无死角，水池内清洁无杂垢。

（3）微波炉清洁，有使用指南，每日餐前定时开放。

（4）开水炉有警示标志，每月彻底清洗 1 次。

（5）配餐间每餐后清扫，每周彻底打扫 1 次，不使用时上锁。

（6）室内严禁堆放其他杂物，保持室内空气新鲜，爱护公物。

（7）室内禁止晾晒衣物，禁止吸烟。

（8）有工作人员管理分工，并保证落实，护士长台账有记录。

6. 库房

（1）库房是储存供临床 1 周内物品使用的场所。

（2）室内布局合理，各种物品标签清晰完好，分类放置。

（3）室内通风良好无异味，物品外观清洁、完好，地面清洁、干燥。

（4）无菌物品需有一级包装，放置位置符合要求。

（5）按失效期有序摆放，符合基数，严禁库房有过期物品。

（6）严禁存放与医疗无关的私人物品。

（7）保持库房清洁整齐，每周清扫整理 1 次。

（8）有工作人员管理分工，并保证落实，护士长台账有记录。

7. 值班室、更衣室、休息室

（1）室内保持环境清洁、整齐、安静、舒适。

（2）值班室内床铺清洁整齐，被子折叠放置规范，无晾晒的私人物品。

（3）室内个人物品放置橱柜内，无其他杂物。

（4）每班整理、每天清理打扫 1 次，保持清洁。

（5）室内窗帘保持清洁完好，每年至少清洗 1 次。

（6）物品放置规范：私人物品入橱柜，工作鞋入鞋柜，工作服固定位置挂放，茶杯入橱，室内物品放置有序。

（7）有工作人员管理分工，并保证落实。

8. 处置室

（1）处置室为处置各类医疗用物的场所。

（2）室内保持整洁，布局合理，各类物品放置点标签清晰完好，分类处置。

（3）垃圾分类放置，不得超过垃圾桶的 3/4。医疗垃圾一律放入黄色垃圾袋中。

（4）利器盒内针头不得超过 2/3。

（5）预处理浸泡桶标记清楚，各类物品浸泡符合要求。

（6）地面清洁，每天用消毒液拖地至少 5 次；处置台面清洁、整齐。

（7）有工作人员管理分工，并保证落实，护士长台账有记录。

9. 清洗室

（1）清洗室为清洗、摆放清洁卫生物品的场所。

（2）布局合理，保持整齐清洁无异味，地面无积水。

（3）拖把标识完整，清洁无异味，按清洁区、半污染区、污染区分类挂放上墙。

（4）水池无污垢，无残留垃圾。

（5）拖把、毛巾等清洁工具必须分区使用，一桌一巾，避免交叉感染。

（6）夜间清洗室不使用时应及时上锁。

10. 患者活动室

（1）患者活动室是供患者休息、活动、进餐的场所。

（2）设置具体开放时间。

（3）保持室内清洁、整齐、安静，空气新鲜，通风。

（4）活动室内禁止晾晒衣物，禁止吸烟。

（5）不得在室内高声喧哗，控制电视机音量，以免影响其他患者休息。

（6）各类宣传资料按要求张贴在橱窗指定位置。

（7）注意爱护公物，勿随意搬动室内家具。

（8）有工作人员管理分工，并保证落实，护士长台账有记录。

十九、病房药品管理制度

1. 病房药柜中的药品，根据病种保存一定数量基数，便于应急使用，工作人员不得擅自取用。

2. 病房药柜中的注射药、内服药与外用药严格分开放置。

3. 高浓度电解质剂（包括氯化钾、超过 0.9% 的氯化钠等），肌肉松弛剂、细胞毒化等高危药品不得与其他药物混合存放，必须单独存放，并有醒目标志。

4. 毒、麻、精神类药品应通过药剂科固定基数，严格登记，班班交接，并确定专人管理，负责领取及保管。

5. 定期清点，检查药品质量，防止积压变质，如发现沉淀、变色、过期、药瓶标签与瓶内药品不符、标签模糊或涂改者，均不得使用。

6. 凡抢救药品，必须固定在抢救车上或设专用抽屉存放，保持一定基数，班班交接，每日检查，编号排列，定位存放，保证随时准确取用。

7. 患者个人的贵重药品，应注明床号、姓名，单独存放，不用时要及时退回，以减轻患者经济负担，并减少药品浪费。转科时要及时交接。

8. 病房药品保管要求

（1）药柜随时保持清洁、整齐。

（2）内用药与外用药品分开放置，静脉用药与胃肠用药分开放置，并按有效期时限的先后，有计划顺序使用；定期检查，以免放置过期和浪费。

（3）药瓶上标签清晰明显。内服药标签为蓝色边；外用药为红色边；剧毒药为黑色边。标签上标有药名（中英文）、浓度、剂量。凡标签不清、过期、破损、变色、浑浊等均不能使用，需及时更换。

（4）与药房配合，及时清理基数药。口服药保留药袋，药袋上注明请领时间及日期，疑过期或变色者不得使用。

（5）胰岛素、肝素等应放在冰箱内保存。定期检查，并在规定的有效期内用完，避免过期。

（6）易被光线破坏的药物应避光保存，如维生素 C、氨茶碱、硝普钠、肾上腺素等。

（7）抢救药放在抢救车内，每日清点并签名，用后补齐，便于紧急时使用。

（8）易燃、易爆的药品放置在阴凉处，远离明火，如过氧乙酸、乙醇、甲醛等。

（9）患者个人专用的特殊药物，应单独存放，并注明床号、姓名。

（10）胰岛素使用规定

1）胰岛素领取后放冰箱保存，保持 2 ～ 8℃。

2）胰岛素第一次开瓶使用时要注明开启日期及时间。

3）胰岛素开启后，在室温下保存（不超过 30℃）可使用 1 个月。

4）使用时查看有效期和开启日期，有一项过期不得使用。

二十、危重患者抢救制度

1. 对危重患者，应做到详细询问病史，准确掌握体征，密切观察病情变化，及时进行抢救。

2. 抢救工作应由值班医师、科室主任、护士长负责组织和指挥，并将病情及时报告医务科、护理部。对重大抢救或特殊情况（如查无姓名、地址者，无经济来源者）须立即报告医务科、护理部及分管院长。

3. 在抢救过程中，应按规定做好各项抢救记录，须在抢救结束后6小时内补记。

4. 各科应有抢救室，抢救车及抢救器械专人保管，做好急救、抢救药品、器械的准备工作，随时检查，随时补充。确保药品齐全、仪器性能完好，保证抢救工作的顺利进行。

5. 抢救时，护理人员要及时到位，按照各种疾病的抢救程序进行工作。护士在医师未到前，应根据病情，及时做好各种抢救措施的准备，如吸氧、吸痰、人工呼吸、建立静脉通路等。在抢救过程中，护士在执行医师的口头医嘱时，应复述一遍，认真、仔细核对抢救药品的药名、剂量，抢救时所用药品的空瓶，经2人核对后方可弃去。抢救完毕立即督促医师据实补写医嘱。危重患者就地抢救，病情稳定后，方可移动。

6. 抢救时，非抢救人员及患者家属一律不得进入抢救室或抢救现场，以保持环境安静，忙而不乱。抢救完毕，整理抢救现场，清洗抢救器械，按常规分别消毒以便备用；清点抢救药品，及时补充，急救物品完好率要达到100%。

7. 认真书写危重患者护理记录单，字迹清晰、项目齐全、内容真实全面，能体现疾病发生发展变化的过程，确保护理记录的连续性、真实性和完整性。

8. 凡遇有重大灾害、事故抢救，应服从医院统一组织，立即准备，随叫随到。科室之间支持支援配合，必要时成立临时抢救组织，加强抢救工作力度。

二十一、病房消毒隔离制度

1. 护理人员上班时衣帽整洁，不许穿工作服到院外。

2. 护理、治疗前后均应洗手，必要时用消毒液浸泡。

3. 无菌操作时要严格遵守无菌操作规程，无菌器械、容器、器械盘、敷料罐、持物钳要定期灭菌与更换消毒液，注射时做到一人一针一管一用一消毒一洗手。

4. 病房定期通风换气，定期空气消毒。地面湿擦，床、床头桌、椅每日湿擦。抹布应专用，用后消毒。

5. 被褥定期更换，脏被褥应放在固定处，不随地乱丢，不在病房清点。

6. 各种器械用具使用后均需消毒，药杯、餐具必须消毒后使用，便器应每次用后清洗消毒。

7. 对出院患者，必须做好终末消毒。床头桌、椅等应用消毒液擦拭，床垫、被褥洗晒消毒。

8. 传染患者按传染病常规隔离，患者的排泄物和用过的物品要进行消毒处理，未经消毒的物品不许带出病房，也不得给他人使用。患者用过的被服应消毒后再交洗衣房清洗。

9. 住院传染患者应在指定范围活动，不得互串病房和外出。到其他科诊疗时，要做好消毒隔离工作。出院、转院后应进行终末消毒。

10. 特殊感染的患者应严格消毒，被接触过的器械、被服、病室都要严格消毒处置。

11. 进入治疗室、换药室应衣帽整洁并戴口罩，私人物品不准带入室内。

12. 治疗室与换药室应每天通风换气，地面、桌椅用消毒液擦洗，每天用紫外线对空气消毒或用消毒剂喷雾消毒，每周彻底大扫除1次。

13. 定期检查无菌物品是否过期,用过的物品与未用过的物品应严格隔开,并要有明显的标记。

14. 治疗室抹布、拖把等用具应专用。

15. 换药车上的用物要定期更换和灭菌,换药用具应消毒处理,然后再进行清洗消毒。

二十二、护理健康教育制度

1. 护士长对科室护理健康教育实施全程管理。

2. 护士为患者提供护理技术服务时,根据患者的疾病和心理状态,提供适宜的健康知识指导,如入院介绍、服药、饮食、功能锻炼、出院指导等。

3. 各科室根据科室患者需要,制定健康教育宣传栏或宣传册,以各种形式向患者及其家属进行健康指导。

4. 住院患者健康教育覆盖率要达到 100%。

5. 健康指导应个性化。教育内容适宜于文化层次不同的患者及其家属,通俗易懂,患者知晓率达 90%。

6. 护理健康教育内容

（1）住院患者健康教育

1）医院规章制度：如查房时间、病房安全管理等。

2）病室环境：作息时间、呼叫铃、卫生间、贵重物品保管等。

3）相关疾病知识宣教：检查、治疗、用药、康复指导等。

4）自我护理知识：饮食、运动锻炼等。

（2）出院患者健康教育

1）出院时间及办理出院流程。

2）出院带药的指导。

3）休息与活动。

4）饮食营养指导。

5）教会患者自我保健与自我照顾的能力。

6）征求患者意见。

二十三、临终关怀制度

1. 临终关怀是向临终患者及其家属提供一种全面的照料,包括生理、心理、社会等全方位服务,不以治愈疾病、延长生命为目的,而是通过缓解病痛来给患者安慰,使临终患者生命得到尊重,家属的身心健康得到维护和增强,使临终患者能够无痛苦、安宁、有尊严地走完人生的最后旅程。

2. 护理院应组织临终关怀方面的教育培训,主要内容包括临终关怀的概念和基本知识,临终患者及其家属生理、心理、社会、文化方面的评估,临终关怀伦理原则和关护原则,以及临终患者疼痛处理等。

3. 对住院的临终患者进行评估,包括与疾病过程或治疗有关的症状,导致症状缓解或加重的因素,患者生理舒适的需求和心理、社会需求,患者及其家属的精神需求和宗教信仰,以及为患者及其家属提供支持性治疗或姑息性治疗的需求等。

4. 对临终患者及其家属的教育,进行充分的告知。主要内容包括:患者的病情和治疗方案,患者的知情权，患者的医疗决策权，放弃进一步治疗的权利和处理程序，对死亡过程的心理反应等。

5. 医务人员应充分尊重患者的权利，维护其舒适和尊严，采取措施如下。

（1）根据患者和家属的愿望，对原发病和继发症状进行适当的处理。

（2）控制疼痛，根据病情适当调整使用的药物及其服用剂量。

（3）心理精神支持：提供机会让患者及其家属表达他们的感受和意愿，尊重他们的需要；尊重患者及其家属的信仰、价值观、意愿，并对他们的需求做出反应。

（4）让患者及其家属参与治疗讨论和决定过程。

（5）鼓励临终患者之间的彼此沟通和互助。

（6）向临终患者提供独立性、隐私性需要的生活空间。

（7）帮助濒死患者维持正常的生活形态。

（8）在患者死亡后为其家属提供温暖的照料和帮助。

6. 完善沟通记录并履行有关签字手续，将患者的需要、治疗措施和反应，以及患者及其家属教育和反应记录在相应的记录单上。

第四节　护理员岗位职责与规章制度

一、护理员岗位职责

1. 在护士长的领导和护士的业务指导下、担任照顾患者的生活护理工作。

2. 做好患者入院的准备工作。

3. 负责患者所用的脸盆、茶具等物品的清洁卫生，痰盂、便器的消毒处理。

4. 负责给患者洗脸、漱口、洗头、洗脚、洗澡、衣物换洗、进食、饮水，协助大、小便等全部生活护理。

5. 学习掌握患者安全护理的技巧，做好"五防（防跌倒、防坠床、防走失、防噎食、防烫伤）"工作。

6. 及时发现和了解患者的身体、精神状况，并及时向护士汇报。

7. 了解患者的饮食种类，严格按医嘱给予食物。

8. 及时收集和送检各类化验标本及护送患者进行检查和治疗。

9. 保持病室整洁，床单位清洁干燥，物品放置规范，定时开窗通风，保持室内空气清新，无异味、臭味。

10. 做好消毒隔离工作，妥善管理患者的物品及护理区的被服和家具等。

11. 积极参加各类护理技能培训，不断提高生活护理技术水平。

12. 严格按照护理计划帮助患者进行康复功能活动。

二、护理员的规章制度

1. 护理员在病区护士长的领导下、护士的指导下，负责住院患者的各类护理工作。

2. 熟悉了解住院患者的生活、思想和健康情况，采取针对性措施做好住院患者的生活护理、活动护理工作，并协助医务人员做好住院患者的心理护理、康复护理及保健工作。

3. 自觉严格遵守护理程序和护理技术操作规程，生活分级护理内容和个案护理内容，规范服务。

4. 认真观察住院患者情况，发现异常，及时报告、及时处理，杜绝差错事故发生。

5. 负责做好房间卫生工作，保持生活环境的整洁、安静、安全、舒适；做好卫生保健、饮食指导、健康长寿等知识宣传，指导住院患者养成良好的生活习惯及行为方式。

6. 尊重、关心住院患者，语言文明、礼貌，举止端庄大方，热情周到服务，耐心帮助解决心理问题，努力创造文明、健康、乐观、祥和的生活氛围。

7. 协助住院患者参与院方组织的各种有益身心健康的活动，如康复训练、文体活动等。

8. 自觉遵守各项规章制度，服从工作分配，坚守岗位；认真做好交接班工作，按规定做好各种记录，为护理提供相关资料。

9. 参加护理院组织的各项学习、培训和考核等活动。

10. 按要求做好消毒工作（室内空气消毒、便器消毒、床单位消毒、个人用品消毒等），防止交叉感染。

11. 完成护理管理人员、楼层护士交办的其他任务。

12. 护理员在工作时间内不得干私活，不得接受托养人员或家属馈赠的钱物；工作时间不得逗留在工作场以外的地方。

13. 护理主管老师相对固定，每月至少 1～2 次不定期进行夜间巡视检查、抽查护理员工作在岗情况。

14. 不得有多对夫妻（或兄弟姐妹）分配到同一科室。

三、护理员值班与交接班制度

1. 值班人员应坚守岗位，履行职责，保证患者安全、及时、有效地得到生活护理。

2. 值班人员必须在交班前完成本班的各项常规工作，做好相关记录，整理好物品，为下一班做好必要准备。需下一班执行的生活护理或事项应详细交代，与接班者共同做好交接后方可离开。

3. 值班、交接班中如发现有疑问或不到位时，应立即查实、确认、处理，接班时发现的问题由交班者负责，接班后发现的问题由接班者负责。

4. 交接班内容：对每个患者实行逐个交接，对新入院、危重患者应严格交接，内容包括：病房环境和床单位是否整洁、患者的"三短（指甲短、胡须短、头发短）""六洁（清洁脸、头发、手足、皮肤、会阴、肛门）"是否符合、卧位是否舒适、床铺是否平整干燥、卧床患者皮肤是否完好、各种管道是否通畅、晨晚间护理是否落实等及其他需要协助的事项，如服药、检查等。

5. 交接班应严格实行"九不交接"：衣着穿戴不整齐不交接；患者卫生不到位不交接；床单位不整洁不交接；床边处置未做好不交接；清洁卫生未做好不交接；危重患者抢救时不交接；患者出入院或转科、死亡未处理好不交接；为下一班工作准备未做好不交接；本班工作未完成不交接。

（徐建秀）

第6章

护理院感染控制岗位职责与制度

第一节 概 述

一、定义

（一）医院感染

医院感染是指患者在医内获得的感染，包括在住院期间发生的感染和在医院内获得出院后发生的感染；但不包括入院前已开始在入院时已处于潜伏期的感染；医院工作人员在医院获得的感染也属于医院感染。

（二）医院感染监测

医院感染控制指长期、系统、连续地收集、分析医院感染在一定人群中的发生、分布及其影响因素，并将监测结果报送和反馈给有关部门和科室，为医院感染的预防、控制和管理提供科学依据。

（三）患者日医院感染发病率

患者日医院感染发病率是一种累计暴露时间内的发病密度，指单位住院时间内住院患者新发医院感染的频率，单位住院时间通常用 1000 个患者住院日表示。

（四）全院综合性监测

全院综合性监测是指连续不断地对所有临床科室的全部住院患者和医务人员进行医院感染及其有关危险因素的监测。

（五）目标性监测

目标性监测是指针对高危人群、高发感染部位等开展的医院感染及其危险因素的监测，如重症监护病房医院感染监测、新生儿病房医院感染监测、手术部位感染监测、抗菌药物临床应用与细菌耐药性监测等。

二、医院感染控制管理监控的内容

1. 医院应建立有效的医院感染监测与通报制度，及时诊断医院感染病例，分析发生医院感染的危险因素，采取针对性的预防与控制措施，并应将医院感染监测控制质量纳入医疗质量管理考核体系。

2. 医院应培养医院感染控制专职人员和临床医务人员识别医院感染暴发的意识与能力。发生暴发时应分析感染源、感染途径，采取有效的控制措施。

3. 医院应建立医院感染报告制度，发生下列情况的医院感染暴发，医疗机构应向所在地的县（区）级地方人民政府卫生行政部门报告。报告包括初次报告和订正报告，订正报告应在暴发终止后 1 周内完成。

（1）医疗机构经调查证实发生以下情形时，应于 12 小时内向所在地的县级地方人民政府卫生行政部门报告，并同时向所在地疾病预防控制机构报告。

1）5 例以上的医院感染暴发。

2）由于医院感染暴发直接导致患者死亡。

3）由于医院感染暴发导致 3 人以上人身损害后果。

（2）医疗机构发生以下情形时，应按照《国家突发公共卫生事件相关信息报告管理工作规范（试行）》的要求在 2 小时内进行报告。

1）10 例以上的医院感染暴发事件。

2）发生特殊病原体或新发病原体的医院感染。

3）可能造成重大公共影响或严重后果的医院感染。

（3）医疗机构发生的医院感染和医院感染暴发属于法定传染病的，还应当按照《中华人民共和国传染病防治法》和《国家突发公共卫生事件应急预案》的规定进行报告。

（4）医院应制订切实可行的医院感染监测计划，如年计划、季度计划等。监测计划内容主要包括人员、方法、对象、时间等。

（5）医院应按以下要求开展医院感染监测。

1）新建或未开展过医院感染监测的医院，应先开展全院综合性监测。监测时间应不少于 2 年。

2）已经开展 2 年以上全院综合性监测的医院应开展目标性监测。目标性监测持续时间应连续 6 个月以上。

3）医院感染患病率调查应每年至少开展 1 次。

（6）人员与设施

1）人员要求：医院应按每 200 ～ 250 张实际使用病床，配备 1 名医院感染专职人员；专职人员应接受监测与感染控制知识、技能的培训并熟练掌握。

2）设施要求：医院应在医院信息系统建设中，完善医院感染监测系统与基础设施；医院感染监测设施运转正常。

第二节　感染控制岗位职责

一、医院感染管理人员岗位职责

1. 在院长领导下，做好有关医院感染预防和控制的各项工作，掌握有关医院感染信息。

2. 负责医院感染病例和漏报病例的调查登记、分析反馈和按期上报。

3. 开展医院感染目标性监测和现患率调查，了解全院细菌耐药情况，并定期向全院通报。

4. 对发生的医院感染暴发和流行进行调查分析，制定控制措施，并组织实施。

5. 定期对医院环境卫生、消毒、灭菌效果进行监督、监测，每半年对全院使用的紫外线照射强度进行监测。

6. 对各种监测资料及时整理、分析并反馈，定期向全院通报；发现问题，要及时制定控制措施，并监督实施。负责各种资料的保管。

7. 对重点科室医院感染预防与控制工作进行监督、检查和指导；定期检查全院各科室消毒隔离制度执行和医院感染预防和控制各项措施的落实情况。

8. 对消毒药械、一次性使用医疗用品相关证件进行审核，对其储存、使用及使用后的处理进行监督。

9. 参与对全院医务人员医院感染知识的培训，以及职业防护的咨询和指导。

二、医院感染管理小组岗位职责

1. 科室医院感染管理小组由科室主任、护士长和本科室兼职监控医师、护士组成，在科室主任领导下开展工作。

2. 负责本科室医院感染管理的各项工作，根据本科室医院感染的特点，制定科室医院感染管理制度，并组织实施。

3. 督促科室工作人员严格执行无菌技术操作规程及医院感染预防和控制各项规章制度。

4. 掌握医院感染诊断标准，熟练处理本专科医院感染疾病的诊断、治疗。发现医院感染病例，及时送检病原学检查及药敏试验，查找感染源、感染途径，控制蔓延并积极治疗患者。

5. 对医院感染病例及感染环节进行监测，采取有效措施，降低本科室医院感染发病率；发现有医院感染暴发和流行趋势时，立即报告医院感染管理科，并积极协助调查。

6. 掌握抗菌药物临床合理应用原则，做到合理使用。

7. 组织本科室医院感染管理知识培训；熟练掌握自我防护知识，预防锐器刺伤。

8. 做好保洁员、配膳员、陪护和探视者的卫生学管理，对患者和陪护进行医院感染预防知识宣教和技术指导。

三、医务科在医院感染管理中的岗位职责

1. 协助组织医师和医技人员参加预防、控制医院感染知识的培训。

2. 监督、指导医师和医技人员严格执行无菌技术操作规程、抗感染药物合理应用、一次性医疗用品的管理制度。

3. 发生医院感染流行或暴发趋势时，统筹协调感染科组织相关科室、部门开展感染调查与控制工作，根据需要进行人力调配；组织对患者的治疗和善后处理。

四、护理部在医院感染管理中的岗位职责

1. 协助组织全院护理人员预防、控制医院感染知识培训。

2. 管理和监督执行消毒隔离措施的实施。指导护理人员严格执行无菌技术操作、消毒灭菌与隔离、一次性使用医疗用品的管理等有关医院感染管理的规章制度。

3. 发生医院感染流行或暴发趋势时根据需要进行护士人力调配。

4. 对护士进行消毒隔离方法和无菌技术培训。

五、后勤管理人员在医院感染管理中的岗位职责

1. 负责医院废弃物的收集、运送及无害化处理，使其符合《医疗废物管理条例》的要求。

2. 负责污水的处理、排放，使其符合国家《污水综合排放标准》的要求。

3. 监督医院营养食堂的卫生管理工作，使其符合《中华人民共和国食品卫生法》的要求。

4. 对洗衣房的工作进行监督管理，使其符合预防医院感染的要求。

六、检验科在医院感染管理中的岗位职责

1. 负责医院感染常规微生物学监测。

2. 开展医院感染病原微生物的培养、分离、鉴定、药敏试验及特殊病原体的耐药性监测，定期总结、分析、向有关部门反馈，并向全院公布。

3. 发生医院感染流行或暴发时，承担相关监测工作。

七、医务人员在感染管理中的岗位职责

1. 在科室主任领导和感染管理专职人员业务指导下，做好科室感染管理及监测工作。

2. 按本院规定定期开展消毒灭菌物品、使用中消毒液的监测。

3. 负责科室医院感染病例监控及资料收集与上报工作。及时发现医院感染病例，于 24 小时内认真填写《医院感染病例登记表》。

4. 了解患者的病情变化，怀疑医院感染发生时，及时做病原学检查，根据病原学检查结果调整抗生素的使用，定期分析科室医院感染情况，并向科室主任汇报。

5. 发现医院感染暴发和流行，应立即向科室主任和医院感染管理科汇报，积极协助感染管理专职人员调查医院感染发病原因，提出有效控制措施并实施，防止医院感染暴发和流行。

6. 督促、检查本科室预防和控制医院感染和消毒隔离制度落实及无菌操作技术执行情况。

7. 负责对新入科人员（医师、护士、护理员、保洁员等）进行医院感染知识培训，对患者进行医院感染预防宣教。

八、医疗器械科在医院感染管理中的岗位职责

1. 负责医院预防和控制医院感染的器械和设备购置和信息提供。

2. 负责一次性医疗用品的招标、采购和验证管理。

3. 负责协助对突发性公共事件卫生应急处理的设备、物资的采购和储备。

4. 负责对本科室维修人员的职业防护教育及参加预防和控制医院感染知识的培训。

九、药剂科在医院感染管理中的岗位职责

1. 负责本院抗感染药物的应用管理，定期总结、分析和通报应用情况。

2. 参加临床抗感染药物合理应用的调查与评价，并及时为临床提供抗感染药物信息。

3. 督促临床人员严格执行医院感染药物合理使用管理制度与原则。

第三节　感染管理规章制度

一、护理院感染管理委员会规章制度

1. 护理院感染管理委员会在院长或业务院长的直接领导下开展工作。

2. 依据《中华人民共和国传染病防治法》《医院感染管理办法》等有关规定，制定全院医院感染控制规划、管理制度并组织实施。

3. 认真履行职责，建立健全医院感染管理的各项规章制度：建立医院感染监测制度、消毒隔离制度、消毒药械管理制度、一次性使用无菌医疗用品管理制度等。

4. 对医院感染管理人员拟定的全院医院感染工作计划进行审定，对各项规章制度的落实进行评价考核。

5. 定期召开医院感染管理工作会议，每年召开一次委员会全体人员会议，讨论研究、协调和解决有关医院感染管理方面的重大事项，遇有重大、紧急事件时要随时召开。会议由医院感染管理人员筹备，由委员会主任主持，委员会全体人员参加。

二、医院感染管理培训制度

1. 医院感染管理专职人员必须加强在职教育，提高自身的业务素质，定期组织业务学习，每年外出学习一次。

2. 临床科室医院感染监控员的培训：各科室挑选责任心强、有实际工作经验的医师和护师担任医院感染监控员，由医院感染控制科每年对其组织 2～3 次业务培训。

3. 医院感染知识的全员培训：每年对全院医务人员进行医院感染知识普及教育，强化医院感染预防意识。培训方式有：专家讲课；医院感染管理科组织学习班；试卷问答；科室组织学习和自学相结合。

4. 新上岗人员在岗前教育课程中应接受医院感染知识培训，未经培训者不得上岗。

5. 有针对性地开展各种专业培训，如医师参加抗菌药物合理应用学习班、护士参加消毒灭菌学习班、行政人员参加医院感染管理学习班、清洁工参加保洁培训班等。

6. 各种培训班应有培训资料、考勤记录、试卷和成绩单。

三、无菌技术操作原则管理制度

1. 进行无菌操作的环境应清洁、宽敞，操作前半小时停止扫地、更换床单等工作，空气清新，无尘埃。

2. 无菌操作前，操作人员要穿戴整洁，帽子须遮盖全部头发，口罩须盖住口鼻，并认真彻底洗手（七步洗手法）。

3. 实施无菌技术操作必须使用无菌物品，一次性使用的无菌医疗器械、用品不得重复使用。

4. 无菌物品与非无菌物品应分柜放置，并有明显标识。无菌包需标明物品名称、灭菌日期，按失效期先后顺序摆放。棉布包装材料的无菌包有效期为 7 天；医用无纺布有效期为 6 个月，过期或受潮应重新灭菌。无菌柜应定期整理、清洁。

5. 在无菌技术操作时，必须明确无菌区和非无菌区。

6. 使用无菌物品前必须认真检查无菌包包装完整性、标识有效性，即无菌包的名称、灭菌时间或失效期、签名等，检查包内、外化学指示胶带变色情况等。湿包或有明显水渍，密封容器的筛孔被打开，灭菌包掉落在地或误放不洁之处，包装破损或发霉，外包装指示带或包内指示卡变色没有达到标准或有疑问等情况，应视为污染，不能再使用。不得使用过期无菌物品。

7. 进行无菌操作时，操作者应面向无菌区域并与无菌区保持一定距离；手臂应保持在腰部或操作台面以上，操作过程中不可跨越无菌区，手不可触及无菌物。操作时不可面对无菌区谈笑、咳嗽、打喷嚏。

8. 无菌物品必须一人一用一灭菌。取用无菌物品时应用无菌持物钳（镊）近距离夹取。干式无菌持物筒和钳每 4 小时更换一次，一旦污染要随时更换。

9. 无菌物品取出后不可放回无菌容器内。开启的无菌药液须注明时间。开启的无菌溶液须在 4 小时内使用，其他溶液不得超过 24 小时。注射治疗时，应用无菌盘，抽出的药液不得超过 2 小时。

10. 用于无菌技术操作的棉球、棉签、纱布，要根据一次用量的标准独立包装。用无菌容器盛放的无菌物品，一经打开，使用时间最长不得超过 24 小时。

11. 消毒皮肤用的碘伏、酒精应密闭保存。开瓶后注明开启时间，并在有效期内使用。

四、医院消毒灭菌管理制度

1. 医院应保持诊疗环境表面的清洁与干燥，遇污染应及时进行有效的消毒。

2. 重复使用的诊疗器械、器具和物品，使用后应行清洁，再进行消毒灭菌。

3. 根据消毒物品的性质选择合适的消毒或灭菌方法。

（1）耐高温、耐湿的诊疗器械和物品，应首选压力蒸汽灭菌；耐热的油剂类和干粉类等应采用干热灭菌。

（2）不耐热、不耐湿的物品，宜采用低温灭菌方法如环氧乙烷灭菌、过氧化氢低温等离子体灭菌等。

（3）物体表面消毒，应考虑表面性质。光滑表面宜选择合适的消毒剂擦拭或紫外线消毒器近距离照射；多孔材料表面宜采用浸泡或喷雾消毒法。

4. 进入人体无菌组织、器官、脉管系统，或有无菌体液从中流过的物品或接触人体破损皮肤、破损黏膜、组织的诊疗器械、器具和物品应进行灭菌；接触完整皮肤、完整黏膜的诊疗器械、器具和物品应进行消毒。

5. 根据物品污染后导致感染的风险高低选择相应的消毒或灭菌方法。

（1）高度危险性物品，必须选用灭菌方法处理。

（2）中度危险物性品，应采用中水平消毒以上效果的消毒方法。

（3）低度危险性物品，宜采用低水平消毒方法。或做清洁处理；遇有病原微生物污染时，针对所污染病原微生物的种类选用有效的消毒方法。

6. 临床科室遇感染性疾病污染器械（如朊病毒、气性坏疽及突发不明原因的传染病病原体、分枝杆菌、经血液传播病原体等）应放在专门的容器内，贴好标签，并告知消毒供应中心（CSSD）回收人员。CSSD 工作人员应根据物品上污染微生物的种类、数量选择消毒或灭菌的方法。

7. 医院使用的器械、器具等所有消毒产品应符合国家有关规定，并应对消毒产品的相关证明进行审核，存档备案。

8. 科室根据消毒灭菌工作实际，为从事诊疗器械、器具和物品清洗、消毒与灭菌的工作人员提供相应的防护用品，保障医务人员的职业安全。

9. 医务人员应掌握消毒与灭菌的基本知识和职业防护技能。

10. 从事清洁、消毒、灭菌效果监测的人员应经过专业培训，掌握相关消毒灭菌知识，熟悉消毒产品性能，具备熟练的检验技能；按标准和规范规定的方法进行采样、检测和评价。

五、消毒隔离制度

1. 院内各诊室、病区等室内布局合理，清洁区、污染区分区明确，标识清楚；医护人员按规定着装，衣帽整洁，在进行医疗护理操作时，须严格执行无菌技术操作规程，接触患者前后严格执行手卫生。

2. 严格遵守消毒灭菌原则，进入人体组织、无菌器官的医疗器械、器具和物品必须达到灭菌水平；接触皮肤、黏膜的医疗器械、器具和物品必须达到消毒水平；各种用于注射、穿刺、采血等有创操作的医疗器具必须一人一用一灭菌；所有医疗器械在检修前应先经消毒或灭菌处理。

3. 做好各类仪器设备、复用医疗器械和用品的清洁与消毒灭菌管理，一次性使用医疗用品不得重复使用。

4. 治疗车上物品应排放有序，上层为清洁区，下层为污染区；进入病室的治疗车、换药车应配有快速手消毒剂。

5. 坚持每日清洁、消毒制度，工作人员熟悉所使用消毒液的浓度及其配制与使用方法，记录紫外线灯照射累计时间；病室内应定时通风换气，必要时进行空气消毒；地面应湿式清洁，当有血迹、体液及排泄物等污染时，应及时用含有效氯 1000mg/L 的含氯消毒剂拖洗，拖洗工具使用后应清洗消毒、再晾干，不同区域应分别设置专用拖布，标识明确，分开清洗、悬挂晾干。

6. 患者床上用品每周更换 1～2 次，特殊情况下随时更换，禁止在病房、走廊清点更换的被服；换下带有血迹、体液的被服、床单放入污物袋中，单独进行清洗消毒；不明原因传染病、朊病毒、气性坏疽等特殊病原体感染的衣被按《医院消毒供应中心（2016 版）第二部分：《清洗消毒及灭菌技术操作规范》中相关要求执行。病床应湿式清扫，一床一套，床头柜一桌一抹布，用后集中清洗消毒晾晒；患者出院、转科或死亡后，床单位必须进行终末消毒处理。

7. 实施隔离措施，严格遵循"标准预防"和"基于疾病传播途径的预防"的原则。患者的安置原则为：感染患者与非感染患者分开，同类感染患者相对集中，特殊感染患者单独安置；对多重耐药菌患者根据《医院隔离技术规范（2009 版）》相关要求进行隔离防护。

8. 各种治疗、护理及换药操作应按清洁伤口到感染伤口依次进行，特殊感染伤口如炭疽、气性坏疽、破伤风等应就地（诊室或病室）严格隔离，处置后进行严格终末消毒。

9. 做好医疗废物分类管理，正确使用利器盒。

10. 传染病患者按常规隔离，门诊应设预检分诊，疑似传染病患者应在指定诊室隔离；患者的排泄物和用过的物品要进行消毒处理，未经消毒的物品，不许带出病房，也不得给他人使用；患者用过的被服，应标识后再交洗衣房清洗消毒。

11. 传染病患者应在指定范围活动，不准互串病房和外出，到他科诊疗时，应做好消毒隔离工作。患者出院、转院、转科、死亡后进行终末消毒。工作人员进入污染区要穿隔离衣，接触不同病种时，应更换隔离衣、洗手，离开污染区时，脱去隔离衣并洗手或手消毒。

附　消毒隔离措施

1．一床一巾湿扫床，扫床小毛巾消毒后再用（用消毒液浸泡或蒸、煮沸法消毒），避免尘土飞扬，污染空气。

2．患者小桌要求一桌一巾，用后消毒。

3．患者餐具用后压力蒸汽消毒，便器使用消毒液浸泡消毒。

4．传染性疾病的患者必须进行隔离并有标识。

5．灭菌物品必须要有标识，包括化学指示标签、灭菌日期、有效期等，无菌物品应按灭菌日期储存在清洁、干燥的专用柜内，专人负责，过期物品应重新灭菌。

6．无菌持物钳（镊）及其容器，采用干燥法保存，每个容器内只放 1 把，每 4 小时更换一次，并要注明使用日期与启用时间。

7．抽出的药液、开启的静脉输入用无菌液体需注明时间，超过 2 小时后不得使用；启封抽吸的各种溶媒超过 24 小时不得使用。

8．消毒液应密闭保存，开启后注明开瓶日期，在有效期内使用。

9．使用过的换药碗、弯盘、镊子等应保持湿润，送供应室统一清洗消毒。

10．输氧湿化瓶及管道、超声雾化吸入器面罩及螺纹管、吸引器贮液瓶和麻醉机的螺纹管、插管、牙垫、舌钳、开口器等物均应按规定的要求进行消毒或灭菌。

（1）输氧湿化瓶内如有湿化液的应每日清洁消毒，每日更换灭菌水，干燥的湿化瓶每周清洁消毒。一次性输氧管道每位患者使用完毕后扔弃。

（2）超声雾化吸入器面罩每次使用后清洗消毒，湿化瓶内的灭菌水每日更换，一次性螺纹管不得重复使用。

（3）吸引器贮液瓶使用时每晨倾倒清洗后加入消毒液，每周消毒一次，每位患者使用完毕后进行终末处理。

11．紫外线消毒病室要有时间登记，每半年监测灯管照射强度，低于 $70\mu W/cm^2$ 要及时更换。

12．配餐室、治疗室、病房、厕所拖把要分开使用（最好池子也要分开），患者出院后床单位应进行终末清洁消毒。

13．患者换下的衣物、被单必须放在污衣袋内，不得在病房走廊内清点。

14．门诊抽血实行一人一针一管一压脉带。

六、医院感染监测管理制度

1．医院感染管理人员必须对患者开展医院感染监测，以掌握本院医院感染发病率、多发部位、多发科室、高危因素、病原体特点及耐药性等，为医院感染控制提供科学依据。

2．医院感染管理人员应采取前瞻性监测方法进行全面综合性监测。每月对监测资料进行汇总、分析，每季度向院长、医院感染管理委员会做书面汇报和反馈。

3．每年对监测资料进行评估，开展医院感染的漏报调查，调查样本量不少于每年应监测人数的 10%，漏报率低于 20%。

4．对医院感染病原体分布及其抗感染药物的敏感性进行监测，定期向全院反馈。

5．有条件的护理院可开展目标性监测。监测目标应根据本院的特点、医院感染的重点和难点决定。

6. 医院感染现患率调查实查率≥96%，医院感染现患率≤8%。

7. 对消毒、灭菌效果定期进行监测。灭菌效果合格率必须达到100%，不合格物品不得进入临床使用部门。

（1）使用中的消毒液细菌培养每季度监测一次，含氯消毒剂浓度每日监测，戊二醛每周监测。

（2）压力蒸汽灭菌锅生物监测每周一次，每日进行工艺监测，每包进行化学监测。

（3）紫外线灯照射强度每半年一次，紫外线灯管使用应有累计时间，更换灯管有记录。

8. 环境卫生学的监测：包括对空气、物体表面和医务人员手的监测。对重症监护病房、供应室无菌物品存放区、治疗室、换药室等重点部门进行环境卫生学监测。当有医院感染流行，怀疑与医院环境卫生有关时，应及时进行监测。监测方法及卫生标准应符合国家规定。

七、医院环境表面清洁消毒制度

1. 遵循先清洁再消毒的原则，采取湿式卫生的清洁方式。无明显污染时可采用消毒湿巾进行清洁与消毒。

2. 应根据环境表面和污染程度选择适宜的清洁剂。

3. 有明确病原体污染的环境表面，应根据病原体抗力选择有效的消毒剂，消毒剂的选择参考 WS/T367《医疗机构消毒技术规范》执行。消毒产品的使用按照其使用说明书执行。

4. 清洁病房或诊疗区域时，应有序进行，由上而下，由里到外，由轻度污染到重度污染；有多名患者共同居住的病房，应遵循清洁单元化操作。

5. 实施清洁与消毒时应做好个人防护，工作结束时应做好手卫生与人员卫生处理。

6. 对高频接触、易污染、难清洁与消毒的表面，可采取屏障保护措施，用于屏障保护的覆盖物（如塑料薄膜、铝箔等），实行一用一更换。

7. 清洁工具应分区使用，实行颜色标记。

8. 对精密仪器设备表面进行清洁与消毒时，应参考仪器设备说明书，关注清洁剂与消毒剂的兼容性，选择适合的清洁与消毒产品。

9. 在诊疗过程中发生患者体液、血液等污染时，应随时进行污点清洁与消毒。

10. 不应将使用后或污染的擦拭布巾或地巾重复浸泡至清洁用水、使用中的清洁剂和消毒剂内。

11. 不同风险区域应实施不同等级的环境清洁与消毒管理。

12. 清洁工具使用后应及时清洁与消毒，干燥保存。

13. 病区负责人负责对清洁与消毒质量进行督查，总务处负责对环境清洁服务机构的监管，院感处负责对清洁与消毒质量进行督导。

八、医院感染信息反馈制度

1. 每月做好重点部门卫生学监测的统计反馈。

2. 每季度反馈各科医院感染发病率、漏报率及抗菌药物使用率。

3. 发现科室感染率、漏报时，应立即与科室主任联系，并查找原因，采取相应措施。

4. 发现科室监测结果超过卫生学标准时，应立即通知护士长，共同查找原因，采取必要措施。

5. 定期向全院公布医院感染率、监测情况，以起到促进作用。

九、医院感染病例监测、报告制度

1. 临床主管医师要认真学习掌握《医院感染诊断标准》，并按照《医院感染诊断标准》进行医院感染病例初步诊断。

2. 明确诊断后，由经治医生于 24 小时内网上填写医院感染病例报告卡，并向医院感染管理科报告。

3. 确诊为传染病的医院感染病例，除向感染管理科室报告外，尚需按《中华人民共和国传染病防治法》的有关规定进行报告。

4. 对疑似医院感染的诊断，主管医师报告科室主任，提交该科"医院感染管理委员会"讨论，并做好记录。

5. 感染管理人员必须每月及时对监测资料进行汇总、每季度写出分析报告，并进行效果评价，提出预防措施。特殊情况应及时汇报和反馈。

十、医院感染暴发与感染突发事件的监测、报告与控制制度

（一）监测

1. 培养医院感染专职人员和临床、医技医务人员识别医院感染暴发和突发事件的意识与能力。

2. 建立和完善医院感染监测网。医院感染专职人员经常性地深入临床进行前瞻性全院综合性监测，及时收集、汇总、分析监测资料，了解感染发生动态变化，以及时察觉感染暴发迹象，适时提出疫情预警报告。临床医技医务人员能很好地掌握医院感染诊断标准，密切观察病情。

3. 对医院感染暴发保持高度警惕性，及时发现并上报医院感染病例。医学影像、检验等多部门联动，及时发现感染聚集流行态势及同种同源或特殊病原体。

（二）报告

1. 科室及医务人员发现医院感染病例（短时间内发生 3 例以上同种同源感染病例）或疑似医院感染暴发（短时间内出现 3 例以上临床症候群相似、怀疑有共同感染源的感染病例或 3 例以上怀疑有共同感染源或感染途径的感染病例）时应及时上报医院感染管理科。

2. 医院感染管理科发现医院感染流行、疑似医院感染暴发和医院感染暴发趋势，经调查证实上述情况后及时报告主管院长。

3. 医院发生 5 例以上疑似医院感染暴发，3 例以上医院感染暴发，由于医院感染暴发直接导致患者死亡，由于医院感染暴发导致 3 人以上人身损害后果情形时，经调查证实后应于 12 小时内向市卫健委，并同时向市疾控中心报告。

4. 医院发生 10 例以上医院感染暴发，特殊病原体或者新发病原体的医院感染，可能造成重大公共影响或者严重后果的医院感染情形时，应按《国家突发公共卫生事件相关信息报告管理工作规范（试行）》要求，于 2 小时内同时向市卫健委和市疾控中心报告。

5. 发生的医院感染和医院感染暴发属于法定传染病的，还应按照《中华人民共和国传染病防治法》和《国家突发公共卫生事件应急预案》的规定进行报告。

6. 报告包括初次报告和订正报告，订正报告应在暴发终止后 1 周内完成。

（三）调查

1. 成立由医院感染管理科牵头负责，相关临床科室、检验、后勤等多部门的联合调查组，查找原因。

2. 及时进行流行病学调查处理

（1）证实流行或暴发：对怀疑患有同类感染的病例进行确诊，计算罹患率，若罹患率显著高于该科室或病房历年同期医院感染一般发病率水平，则证实有聚集、流行。短时间内发生3例以上同种同源感染病例，短时间内出现3例以上临床症候群相似、怀疑有共同感染源的感染病例或3例以上怀疑有共同感染源或感染途径的感染病例则证实存在疑似医院感染暴发或医院感染暴发。

（2）查找引起感染的因素：对感染患者及周围人群进行详细的流行病学调查。

（3）查找感染源：对感染患者相关标本，医务人员、家属、陪护等接触者，诊疗器械、医疗用品、药物、食物、医院环境等可疑传染源进行病原学检测，明确感染源。

（4）采集、汇总医院感染暴发发生时间和地点、感染初步诊断、累计感染人数、感染者目前健康状况、感染者主要临床症候群等信息，对病例的科室分布、人群分布和时间分布进行描述；分析流行或暴发的原因，推测可能的感染源、感染途径或感染因素；结合实验室检查结果和采取控制措施的效果综合做出判断，形成调查报告。

（5）必要时请卫生行政部门或疾控中心介入，协助疾控机构人员开展标本采集、流行病学调查工作。

（四）控制

1. 主管院长接到报告，应及时组织相关部门从人力、物力、财力方面保证处置工作的开展。

2. 积极实施医疗救治，保障医疗安全。

3. 控制感染源，切断传播途径，做好医院内现场控制、消毒隔离、个人防护、医疗废物和污水处理工作，防止进一步交叉感染和污染，阻断暴发进一步扩展。

4. 怀疑传播类型及相应的控制措施

（1）交叉感染（人员间的感染）：根据感染因素确定患者隔离和屏障预防。

（2）手传播：加强手卫生。

（3）空气传播：采用合适的通风措施。

（4）水源传播：供水系统及所有盛装液体的容器，消毒、使用一次性容器等。

（5）食物传播：禁止食用危险食物。

（五）在标准预防基础上，根据疾病传播途径进行相应隔离和预防

1. 接触传播的隔离与预防　蓝色隔离标志；单间或同种病原体感染患者安置一室或床旁隔离；限制患者活动范围，确需转运时，采取有效措施，减少对其他患者、医务人员和环境表面污染；加强手卫生；医务人员防护：接触患者及其血液、体液、分泌物、排泄物时戴手套；从事可能污染工作服的操作时穿隔离衣；一般诊疗用品应专人专用，不能专用的应每一位患者用后进行清洁和消毒。

2. 空气传播的隔离与预防　预检分诊；黄色隔离标识；负压病房或尽快转送至有条件收治呼吸道传染病的医疗机构进行收治，并注意转运过程中医务人员的防护；患者病情容许应戴外科口罩，定期更换，并限制活动范围；严格空气消毒；医务人员防护：戴帽子、医用防护口罩，进行可能产生喷溅的诊疗操作时，戴护目镜或防护面罩，穿防护服；当接触患者及其血液、体液、分泌物、排泄物时戴手套。

3. 飞沫传播的隔离与预防　粉色隔离标志；单间或同种病原体感染患者安置一室，患者之间、患者与探视者之间相隔距离在 1m 以上，探视者戴外科口罩；患者病情容许应戴外科口罩，定期更换并限制活动范围；确需转运时，医务人员应注意防护；加强通风或进行空气消毒；医务人员防护：与患者近距离（1m）以内接触时，应戴帽子、医用防护口罩，进行可能产生喷溅的诊疗操作时，戴护目镜或防护面罩，穿防护服，当接触患者及其血液、体液、分泌物、排泄物时戴手套。

医院环境及医疗器械的消毒灭菌，严格按照《医疗机构消毒技术规范（2012 年版）》及国家相应法律、法规要求进行。

（六）做好医院感染暴发分析、总结、报告工作，积累处置经验，提高防控能

十一、一次性使用无菌医疗用品管理制度

1. 医院所用一次性使用无菌医疗用品必须由药械科统一采购，临床科室不得自行购入和使用。

2. 医院感染管理科认真履行对一次性使用无菌医疗用品的采购管理、临床应用和回收处理的监督检查职责。

3. 医院采购一次性使用无菌医疗用品，必须从取得省级以上药品监督管理部门颁发《医疗器械生产企业许可证》《工业产品生产许可证》《医疗器械产品注册证》和卫生行政部门颁发卫生许可批件的生产企业或取得《医疗器械经营企业许可证》的经营企业购进合格产品；进口的一次性导管等无菌医疗用品应具有国务院药品监督管理部门颁发的《医疗器械产品注册证》。

4. 每次购置，采购部门必须进行质量验收，订货合同、发货地点及货款汇寄账号应与生产企业 / 经营企业相一致，并查验每箱（包）产品的检验合格证、生产日期、消毒或灭菌日期及产品标识和失效期等，进口的一次性导管等无菌医疗用品应具有灭菌日期和失效期等中文标识。

5. 医院保管部门专人负责建立登记账册，记录每次订货与到货的时间、生产厂家、供货单位、产品名称、数量、规格、单价、产品批号、消毒或灭菌日期、失效期、出厂日期、卫生许可证号、供需双方经办人姓名等。

6. 物品存放于阴凉干燥、通风良好的物架上，距地面 ≥ 20cm，距墙壁 ≥ 5cm，距天花板 ≥ 50cm。不得将包装破损、失效、霉变的产品发放至使用科室。

7. 临床使用一次性无菌医疗用品前应认真检查，若发现包装标识不符合标准，包装有破损、超过有效期和产品有不洁等不得使用；若使用中发生热原反应、感染或其他异常情况时，应立即停止使用，并按规定详细记录现场情况，必须及时留取样本送检，均应及时报告医院感染管理科和药械科。

8. 医院如发现不合格产品或质量可疑产品时，应立即停止使用，并及时报告相关监督管理部门，不得自行做退、换货处理。

9. 使用后的一次性医疗用品必须按医疗废物管理规定收集、暂存、转运和最终处理，禁止和生活垃圾混放，禁止重复使用。

十二、手卫生管理制度

1. 本制度适用于全院各科室，所有医、技、护、管理人员及后勤保洁人员必须掌握正确的手卫生方法，保证洗手与手消毒效果。

2. 手卫生为洗手、卫生手消毒和外科手消毒的总称。

3. 医务人员应在标准预防基础上，加强个人防护，执行 WS/T 313—2009《医务人员手卫生规范》，在医疗活动中应严格按照手卫生指征正确进行洗手或手消毒，自觉提高手卫生的依从性。

4. 全院应配备合格、便捷的手卫生设备和设施，包括洗手池、非手触式水龙头、流动水、清洁剂、干手用品、手消毒剂等。

5. 瓶装洗手液用完后应直接丢弃，禁止将洗手液直接添加到未使用完的包装瓶中，如要倒入，必须在清洁、消毒包装瓶后添加洗手液。

6. 洗手后使用一次性干手纸巾或其他方法干燥双手，避免造成二次污染。

7. 连续进行检查、治疗和护理患者时，每接触一个患者后，都应洗手或卫生手消毒。

8. 戴手套不能代替洗手，一次性手套不得重复使用。

9. 后勤库房和药库房每季度向院感科提供皂液和快速手消毒剂的消耗量，院感科进行汇总分析。

10. 医院感染管理小组应对本科室的手卫生情况进行经常性的督促检查，对于存在的问题，及时提出整改措施，直至问题全部解决。

11. 医院感染管理科每月对医务人员手卫生及设备进行监督检查，提高手卫生依从性。每季度对重点部门的医务人员进行手卫生消毒效果的监测；当怀疑医院感染流行暴发与医务人员手卫生有关时，要及时进行监测。手合格标准：外科手消毒 $\leqslant 5\mathrm{cfu/cm}^2$；卫生手消毒 $\leqslant 10\mathrm{cfu/cm}^2$。

十三、无菌技术操作制度

1. 环境要清洁。进行无菌技术操作前半小时，须停止清扫地面等工作，避免不必要的人群流动，防止尘埃飞扬。治疗室每日用紫外线照射消毒一次。

2. 进行无菌操作时，衣帽穿戴要整洁。帽子要把全部头发遮盖，口罩须遮住口鼻，并修剪指甲，洗手。

3. 无菌物品与非无菌物品应分别放置，无菌物品不可暴露在空气中，必须存放于无菌包或无菌容器内，无菌物品一经使用后，必须再经无菌处理后方可使用。从无菌容器中取出的物品，虽未使用，也不可放回无菌容器内。

4. 无菌包应注明无菌名称、消毒灭菌日期，并按日期先后顺序排放，以便取用，放在固定的地方。无菌包在未被污染的情况下，可保存 7～14 天，过期应重新灭菌。

5. 无菌物品时，必须用无菌钳（镊）。未经消毒的物品不可触及无菌物或跨越无菌区。

6. 进行无菌操作时如器械、用物疑有污染或已被污染，即不可使用，应更换或重新灭菌。

7. 一套无菌物品只能供 1 名患者使用，以免发生交叉感染。

十四、病区（护理区）清洁消毒制度

1. 医护人员上班时间应衣帽整齐、清洁、干燥。

2. 医务人员在执行消毒灭菌技术操作时必须遵守以下原则：进入人体无菌组织、器官、腔隙，或接触人体破损皮肤黏膜、组织的诊疗器械、器具和物品应进行灭菌；接触完整皮肤、黏膜的诊疗器械、器具和物品必须进行消毒。

3. 无菌器械及物品必须一用一灭菌，消毒器械及物品必须一用一消毒，凡标有一次性使用的医疗用品不得重复使用。

4. 护理区各房间、治疗室等应保持空气清新与流通，每日通风不少于 2 次，每次≥ 30 分钟。当通风不良或特殊情况时可使用动态空气消毒器或紫外线消毒。紫外线照射时，应在无人状态下进行，并注意防护，避免眼睛直视；保持紫外线灯表面清洁，每周用 75% 酒精棉球擦拭一次；对使用中的紫外线灯管辐照强度每年检测 1 次，如强度＜ 70μW/cm²，要及时更换。

5. 护理区域内地面与物体表面应保持清洁、干燥。清洁与消毒应遵循由洁到污的顺序进行。一般情况下先清洁，再消毒；当受到患者的血液、体液等污染时，先去除污染物，再清洁与消毒。地面每天用清水或清洁剂湿式清扫 2 次，每个拖布清洁面积＜ 20m²。床单位每天清洁，抹布一床一巾、用后消毒；床单位在出院、死亡等患者离开后，进行终末消毒。抹布、拖把等应分类标记，分区使用，消毒后应悬挂放置，晾干备用。

6. 各种护理用品（如体温计、便器、尿壶等）专人专用，若与他人共用必须消毒后使用。生活用品（如毛巾、脸盆、牙刷、剃须刀等）专人专用，避免交叉感染。

7. 护理区内无菌物品与普通物品应分开放置，不得混放，并定期检查、清理过期物品。无菌棉球、纱布、包及无菌容器等开启后使用时间不得超过 24 小时；无菌持物钳干式保存，每 4 小时更换一次，使用时注明启用时间。

十五、检验科医院感染管理制度

1. 工作区域划分规范，明确清洁区、污染区。

2. 保持室内清洁卫生。每天对空气、各种物体表面及地面进行常规擦拭消毒。在进行各种检验时，应避免污染，在进行特殊传染病检验后，应及时进行消毒。遇有场地、工作服或体表污染时，应立即处理，防止扩散，并视污染情况向上级报告。

3. 检验人员必须根据标准预防的原则做好职业防护，上岗时穿工作服，不得穿裸露足趾的鞋子，必要时穿隔离衣、戴手套、穿胶鞋、戴口罩、戴面罩等。

4. 使用合格的一次性检验用品，严禁重复使用一次性无菌医疗用品，用后进行无害化处理。

5. 严格执行无菌技术操作规程，静脉采血须一人一针一管一巾一带，微量采血应做到一人一针一管一片。严格执行医务人员手卫生规范。

6. 无菌物品如棉签、棉球、纱布及其容器应在有效期内使用，开启后使用时间不得超过 24 小时。

7. 检验人员结束操作后应及时规范洗手，必要时用手消毒剂消毒。

8. 使用后的废弃物品，应及时进行无害化处理，不得随意丢弃。

9. 各种器具应及时消毒、清洗，各种废弃标本应分类处理。

十六、检验科消毒及废弃物处理制度

1. 医务人员应严格执行检验科医院感染管理制度，规范着装，工作服每周更换 2 次，发生污染及时更换。

2. 实验室接触标本均为可疑污染物，操作前均应戴好乳胶手套，手套破损要及时更换；工作后脱手套用手消毒液消毒双手，用流动水洗净。

3. 做血常规检查的操作者必须严格执行手卫生规范，做到一人一消毒。

4. 离开实验室的工作人员必须脱掉手套。不能穿工作服到院外活动。

5. 保持化验单干净，避免被检验材料污染。

6. 不等取的化验报告单，在每日工作结束时，用专用消毒柜消毒 30 分钟后发出。

7. 急诊未被污染的化验单，可随时发出。凡有可能被污染的化验单，均须经消毒后方可发出。

8. 加强消毒液及紫外线强度监测

（1）正在使用的消毒液应有标识。

（2）做好紫外线消毒登记工作。

（3）消毒液浓度和紫外线辐照应定期进行监测。

十七、医务人员职业防护制度

1. 医务人员在进行侵袭性诊疗、护理操作过程中，要保证充足的光线，并特别注意防止被针头、缝合针、刀片等锐器刺伤或者划伤。

2. 认真执行安全注射，禁止使用后的一次性针头重新套上针头套，禁止徒手分类操作污染物品（器械）、针头、刀片等锐器。

3. 使用后的锐器直接放入耐刺、防渗漏的利器盒中，以防刺伤。

4. 医务人员进行有可能接触患者血液、体液的诊疗和护理操作时必须戴手套，做到一用一换，操作完毕，脱去手套后立即洗手，必要时进行手消毒。

5. 在诊疗、护理操作过程中，有可能发生血液、体液飞溅到医务人员的面部时，医务人员应当戴手套、具有防渗透性能的口罩、防护镜；有可能发生血液、体液大面积飞溅或者有可能污染医务人员的身体时，还应当穿戴具有防渗透性能的隔离衣或围裙。

6. 医务人员手部皮肤发生破损，在进行有可能接触患者血液、体液的诊疗和护理操作时必须戴双层手套。

7. 疑有特殊细菌、病毒感染者必须按有关传染病法进行隔离、防护、转院、运送、消毒。

8. 检验科工作人员应严格执行检验科相关医院感染管理制度及国务院《病原微生物实验室生物安全管理条例》有关规定，规范操作，预防和避免发生实验室医院感染。

9. 处置医疗废物的相关工作人员要掌握医疗废物分类、收集、运送、暂存、转送等相关工作流程和要求，在分类收集医疗废物过程中严格安全防护，衣帽整洁，在接触血液、体液和被污染的医疗废物前戴手套；处置医疗废物后应认真洗手，必要时手消毒。

10. 工作人员因不慎发生锐器伤等职业暴露时应立即按规定进行紧急处理，及时填写职业暴露登记表，并在感染管理科存档，由感染性疾病科医生进行评估，必要检查和治疗。

十八、职业暴露报告处理制度

1. 医务人员职业暴露后，应立即报告所在科室负责人，科室负责人报告医院感染管理科，医院感染科指导采取相应的防护措施并进行登记追踪，如不慎被 HIV 阳性患者血液、体液污染的锐器刺伤或者擦伤，医院感染科立即报告医院主管领导。

2. 局部处理措施

（1）用肥皂和流动水清洗污染的皮肤，用生理盐水反复冲洗黏膜。

（2）如有伤口，应在伤口旁轻轻挤压，尽可能挤出损伤处的血液，再用肥皂水和流动水进行冲洗，禁止进行伤口的局部挤压。受伤部位的伤口清洗后，用 75% 的乙醇或者 0.5% 碘伏进行消毒。

（3）不慎暴露 HBV 感染血液、体液时，应在 24 小时内，注射乙肝免疫球蛋白，同时进行血液乙肝标志物检查，阴性者按 0 个月、1 个月、6 个月皮下注射乙肝疫苗 10μg、5μg、5μg。

（4）不慎暴露 HCV 感染血液、体液时，不仅暴露后尽快检测 HCV 抗体，暴露 3 个月后需再次检测 HCV 抗体及肝、肾功能。

（5）不慎暴露 HIV 感染血液、体液时，除即刻抽血检测 HIV，尽早进行预防性用药，最好 2 小时内进行，最迟不得超过 24 小时；超过 24 小时的，也应当实施预防性用药。基本用药方案和强化用药方案的疗程均为连续服用 28 天。暴露者应于暴露后 4 周、8 周、12 周、6 个月时对 HIV 病毒抗体进行检测，并医学观察 1 年。

（6）不慎暴露梅毒感染时，应在 24 小时内注射长效青霉素（苄星青霉素）240 万 U，肌内注射每周 1 次，连续 3 ～ 4 周。若青霉素过敏者可口服红霉素 500mg，每日 4 次，一天总量 2g，连续 15 天。3 个月后检测。

十九、医疗废物分类收集管理制度

1. 各科室应当根据《医疗废物分类目录》实施分类收集，加强管理，防止医疗废物的流失、泄漏。

2. 根据医疗废物的类别，将医疗废物分置于符合《医疗废物专用包装物、容器的标准和警示标志的规定》的包装物或容器内，盛装医疗废物的每个包装物、容器外表面有警示标识。

3. 在盛装医疗废物前，应当对医疗废物包装物或容器进行认真检查，确保无破损、渗漏和其他缺陷。

4. 感染性废物、病理性废物、损伤性废物、药物性废物及化学性废物不能混合收集。少量药物性废物可以混入感染性废物，但应在标签上注明。

5. 废弃的麻醉、精神、放射性、毒性等药品及其相关的废物的管理，依照有关法律、行政法规和国家有关规定、标准执行。

6. 化学性废物中批量的废化学试剂、废消毒剂应当交由专门机构处置。

7. 批量的含有汞的体温计、血压计等医疗器具报废时，应当交由专门机构处置。

8. 检验科病原体的培养基、标本和菌种、毒种保存液等高危险废物，必须在检验科进行压力蒸汽灭菌，然后按感染性废物收集处理。

9. 隔离的传染病患者或者疑似传染病患者产生的医疗废物应当使用双层包装物，并及时密封收集处理。

10. 放入包装物或容器内的感染性废物、病理性废物、损伤性废物不得取出。

11. 盛装的医疗废物达到包装物或者容器的 3/4 时，应当使用有效的封口方式，将容器的封口紧实、严密。

12. 包装物或容器的外表面被感染性废物污染时，应当对被污染处进行消毒处理或者增加一层包装。

13. 盛装医疗废物的每个包装物、容器外表面有警示标志。每个包装物、容器上应当粘贴中文标签，中文标签的内容应当包括医疗废物产生单位、产生日期、类别及需要的特别说明等。

二十、医疗废物交接登记制度

1. 全院各科室的医疗废物统一收取登记，每日 15：30 后由医疗废物专职人员按规定运送流程到各科室进行收取，并对医疗废物进行核对，核对内容包括交接时间、科室，医疗废物的种类、重量，容器有无破损、渗漏，是否密封等确认无误后在交接本登记并经收人双签名。

2. 环保局属下固体废物处置中心工作人员来收集医疗废物时，医疗废物暂存地的工作人员与之进行交接、登记，固体处置中心开具转移联单，内容包括医疗废物来源、交接时间，废物种类、重量，经办人签名等，资料保存 3 年。

3. 医疗废物交接记录必须真实、具体，不得弄虚作假，做到产生地、暂存地与转运联单一致，确保医疗废物不向院外流失。

4. 后勤科和感染管理科对医疗废物的交接登记进行指导、监督。

5. 严禁回收买卖医疗废物，一旦发现将按有关法规给予严肃处理。

二十一、医疗废物的内部转运制度

1. 各科室所产生的废物由专人每天从产生地点将分类包装的医疗废物按照规定的时间和路线运送至内部指定的暂时贮存地。

2. 运送人员在运送医疗废物前，应检查包装物或容器的标识、标签及封口是否符合要求，不得将不符合要求的医疗废物运送至暂时贮存地。

3. 运送人员在运送过程中，防止包装物或容器破损和医疗废物的流失、泄漏和扩散，防止医疗废物直接接触身体。

4. 运送医疗废物应当使用防渗漏、防遗撒、无锐利边角、易于装卸和清洁的专用运送工具。

5. 运送人员在收集运送医疗废物时，应严格遵守消毒隔离制度，做好个人防护。

6. 转运人员收集医疗废物时要与废物产生地点工作人员进行废物交接登记并签名，登记的内容有：医疗废物产生地点、日期、废物类别、重量及需要说明的事项，登记材料存档 3 年。

7. 每天运送工作结束后及时洗手，对运送工具进行清洁和消毒，并做好消毒记录。

二十二、医疗废物暂存暂时贮存制度

1. 暂存地远离医疗、食品加工、人员活动区及生活垃圾存放场所，禁止混入其他废物和生活垃圾中。

2. 有严密的封闭措施，设有专人管理，非专业人员不得接触。

3. 设有明显的医疗废物警示标识和"禁止吸烟""饮食"的警示标识。

4. 暂存地有防渗漏、防蚊、防鼠、防蟑螂的安全措施。

5. 医疗废物不得露天存放，暂时贮存的时间不得超过 2 天。

6. 医疗废物暂存地点的工作人员上岗前，必须穿戴个人卫生防护用品后进入工作场地。医疗废物移交出去后，对暂存地环境、设施及时清洁和消毒。

7. 负责办理医疗废物转交手续，按医院规定要求将医疗废物交由上级部门认可的医疗废物处置单位，依照危险废物转移联单制度填写和保存转移联单，双方签字认可，登记资料至少保存 5 年。

二十三、医疗废物相关消毒制度

1. 空气消毒每日紫外线照射 60 分钟，并做好记录。

2. 暂时储存室及区域用浓度为 1000mg/L 的含氯消毒剂对墙壁、地面或物体表面喷洒或拖地消毒，每日 1 次。

3. 防护用品在每天工作结束后要用浓度为 1000mg/L 的含氯消毒剂浸泡消毒。

4. 医疗废物转移出去后对其区域及用品用浓度为 1000mg/L 的含氯消毒剂进行喷洒、擦拭、拖地消毒。

5. 医疗废物转运推车及容器每日用浓度为 1000mg/L 的含氯消毒剂喷洒、擦洗消毒。

6. 医疗废物包装物表面被污染时要立即采用浓度为 1000mg/L 的含氯消毒剂喷洒消毒。

7. 每次收集或转运医疗废物后立即洗手，必要时手消毒。

8. 医疗废物中病原体的培养基和菌种、毒种保存液等高危险废物在交医疗废物集中处置前必须就地进行压力蒸气灭菌。

9. 一旦发生医疗废物溢出、散落时，立即按《医疗废物突发环境事故处理应急预案》进行收集消毒处理。

二十四、医疗废物安全防护制度

1. 各科室应认真学习《医疗废物处理条例》和《医疗卫生机构废物管理办法》，掌握医疗废物分类、收集、运送、暂存、转运的正确方法和操作程序，加强管理，防止医疗废物的流失、泄漏。

2. 医院定期对全院职工及物业保洁人员进行相关知识培训，自觉执行医疗废物管理制度。

3. 所有医疗废弃物须盛放在规定的容器内，根据医疗废物的类别，将医疗废物分置于符合《医疗废物专用包装物、容器的标准和警示标识的规定》的包装物或者容器内。

4. 放入包物或容器内的感染性废物、病理性废物、损伤性废物不得取出。

5. 分类收集、运送、暂时贮存过程中工作人员应穿工作服、工作裤、胶靴，戴防渗围裙和袖套，戴帽子、口罩和橡胶手套，必要时戴防护镜，穿隔离衣。严格遵守消毒隔离制度，防止医疗废物直接接触身体。根据接触医疗废物种类及危险性大小的不同，采取不同的防护措施。处理完成后应进行手的清洁和消毒，并做好个人卫生处置。

6. 分类收集、运送、暂时贮存过程中工作人员要定期进行健康检查，必要时对有关人员进行免疫接种，防止其受到健康损害。一旦发生意外损伤，应立即诊治，同时对受伤人员进行感染跟踪监测，并及时上报医院感染管理科。

7. 当发生医疗废弃物泄漏，可能导致人员损伤的，应立即报告医院感染管理科。医院感染管理科接到报告后，须立即赶赴现场并执行《医疗废弃物突发环境事故处理应急预案》。

8. 特殊污染的医疗废弃物须用两层医疗废弃物专用包装袋包装后处理。

二十五、医疗废物突发事件应急处理制度

1. 护理院应当按照《医疗卫生机构医疗废物管理办法》和《医疗废物管理条例》对医疗废物进行管理，制定并落实医疗废物管理的规章制度、工作流程和要求，防止医疗废物流失、泄漏、扩散，确保医疗废物的安全管理。

2. 如发生医疗废物流失、泄漏、扩散和意外事故时，立即向院有关部门报告，并在 48 小

时内向所在地的县级人民政府卫生行政主管部门、环境保护行政主管部门报告；如因医疗废物管理不当导致人员伤亡时应当在 24 小时内向所在地的县级人民政府卫生行政主管部门、环境保护行政主管部门报告。

3. 如发生医疗废物导致传染病传播或者有证据证明传染病传播的事故有可能发生时，应当按照《传染病防治法》及有关规定报告，并采取相应措施。

4. 发生医疗废物流失、泄漏、扩散和意外事故时，应当按照《医疗废物管理条例》的规定，采取如下相应紧急处理措施。

（1）确定流失、泄漏、扩散的医疗废物的类别、数量、发生时间、影响范围及严重程度。

（2）组织有关人员尽快按照应急方案，对发生医疗废物泄漏、扩散的现场进行处理。

（3）对被医疗废物污染的区域进行处理时，应当尽可能减少对患者、医务人员、其他现场人员及环境的影响。

（4）采取适当的安全处置措施，对泄漏物及受污染的区域、物品进行消毒或其他无害化处置。必要时封锁污染区域，以防扩大污染。

（5）对感染性废物污染区域进行消毒时，消毒工作从污染最轻区域向污染最严重区域进行，对可能被污染的所有使用过的工具也应当进行消毒。

（6）工作人员应当做好卫生安全防护后再进行工作。

5. 处理工作结束后，应当对事件的起因进行调查，并采取有效的防范措施预防类似事件的发生。调查处理工作结束后，将调查处理结果向所在地的县级人民政府卫生行政主管部门、环境保护行政主管部门报告。

二十六、传染病疫情报告管理制度

1. 医疗机构为责任报告单位，执行职务的医务人员均为责任报告人。

2. 各科室建立传染病报告登记簿，在诊疗过程中发现法定传染病，由首诊医师或其他执行职务的人员及时做好登记上报工作。

3. 报告病种

（1）甲类传染病：鼠疫、霍乱。

（2）乙类传染病：传染性非典型肺炎、艾滋病、病毒性肝炎、脊髓灰质炎、人高致病性禽流感、麻疹、流行性出血热、狂犬病、流行性乙型脑炎、登革热、炭疽、细菌性和阿米巴性痢疾、肺结核、伤寒和副伤寒、流行脑脊髓膜炎、百日咳、白喉、新生儿破伤风、猩红热、布鲁菌病、淋病、梅毒、钩端螺旋体病、血吸虫病、疟疾。

（3）丙类传染病：流行性感冒、流行性腮腺炎、风疹、急性出血性结膜炎、麻风病、流行性和地方斑疹伤寒、黑热病、包虫病、丝虫病，除霍乱、细菌性痢疾和阿米巴痢疾、伤寒和副伤寒以外的感染性腹泻病。

（4）国家卫健委决定列入乙类、丙类传染病管理的其他传染病。

4. 填写要求

（1）《传染病报告卡》统一格式，A4 纸打印，使用钢笔填写，内容完整、准确、规范，字迹清楚，填报人签名，不得涂改。

（2）传染病报告卡填写的及时率、完整率、正确率应达 100%，不得隐瞒、缓报、谎报或者授意他人隐瞒、缓报、谎报，否则将依法追究责任。

（3）传染病报告员接到临床医生的传染病报告后要进行核实诊断，认真做好记录，并及时上报当地疾病预防控制机构。

5. 报告时限

（1）责任报告人发现甲类传染病和乙类传染病中的肺炭疽、传染性非典型肺炎、脊髓灰质炎、高致病性禽流感的患者、疑似患者或病原携带者时，应于 2 小时内将传染病报告卡通过网络报告。

（2）发现其他乙类传染病患者、疑似患者和伤寒副伤寒、痢疾、梅毒、淋病、乙型肝炎、白喉、疟疾的病原携带者，应于 6 小时内将传染病报告卡通过网络报告。

（3）对丙类传染病和其他传染病，应当在 24 小时内通过传染病疫情监测信息系统进行报告。

6. 门诊各诊室分别建立健全门诊日志，日志登记项目齐全、完整，并填报传染病报告卡。

7. 检验科应根据化验结果，对所有传染病或疑似传染病的患者进行疫情报告。

8. 放射科对胸部摄片初步印象为肺结核患者及疑似患者的，应在结核患者登记本上进行登记，并按照结核病归口管理要求，由责任医师及时开具"转诊单"。

9. 每年对医务人员及新上岗人员进行有关传染病防治知识的培训。

10. 传染病检查监督人员定期到门诊、病案室、检验科及各病区检查登记报告执行情况，发现漏报及时补报。

（徐建秀）

第7章

护理院后勤岗位职责与制度

第一节 概 述

护理院的良好运作，离不开后勤系统的强力支持。高效、有力和完善的后勤管理是各项生产经营活动得以顺利开展的基本保证。

一、定义

后勤工作又称总务工作，是为单位职能活动正常进行而提供的以服务为目的的工作。

二、后勤工作的内容

（一）提供物资保障

为护理院的发展提供资金和物质的保障，建立合理的职工劳动分配制度。

（二）资产管理

负责护理院计划实施的基建项目的设计施工；固定资产（包括房屋建筑、医疗设备、后勤保障设备等），患者及职工的基本生活设施的大购、维修和保养；一般物资和低值易耗品的采购、管理、供应、维修。

（三）全院的能源管理

即对水、电、暖、冷气、交通、通信、计算机网络等护理院所需能源及其应用设备进行全面、安全、正常运转的有效管理。

（四）负责全院的环境、生活供给与服务管理

如绿化美化、"三废（废水、废气、废渣）"处理、室内外的空气质量；餐饮、护工、卫浴条件的提供；太平间的服务与管理。

（五）负责全院的安全与秩序

依法维持护理院内部各种活动的有序进行，对扰乱正常工作秩序或损害他人和集体利益的违法行为进行及时有效控制、制止和处理。

（六）负责对后勤人力资源的合理开发和利用

包括引进专业人才，对现有人力资源进行科学合理的调整和组合；善于进行人才投资，把培养和提高现有人员的综合素质作为形成团队合力、提高市场竞争力的法宝；降低人力资源成

本消耗，注重发挥个体人员的特长。

三、后勤工作的特点

（一）服务性

护理院后勤工作的宗旨是服务，通过各种具体的服务及服务的质量和由此产生的效益来体现它的存在价值和重要性。服务性主要体现在以下 4 个方面。

1. 服务于护理院建设和发展。

2. 服务于医疗一线。

3. 服务于患者。

4. 服务于职工。

（二）先行性

护理院各项任务的完成都离不开后勤的物质保证，首先要考虑房屋、设备、物资及环境、设施完备才能开展工作。

（三）计划性

护理院后勤必须对整体工作有目标、有计划、有重点地进行组织实施。将有限的人、财、物等资源科学地配置，完成好后勤保障工作，减少浪费和积压。

（四）连续性

护理院后勤工作的连续性由护理院诊疗工作的连续性所决定。由于医疗工作的时间性、应急性和不确定性，后勤服务必须保持连续不间断，否则就有可能危及护理院老人的健康乃至生命。对护理院的一些特殊部门如抢救室、急诊科、手术室、监护室等尤其如此。为此护理院后勤工作必须从软硬件设施配置、人员配备、规章制度等方面加强管理，确保后勤工作的连续性，或者在出现间断时能够及时得到修复。

（五）技术性

在传统观念上，护理院后勤服务似乎只是扫地、种树、管食堂、供水电等类似"打杂"的非技术性工作，护理院后勤工作在护理院没有得到应有的尊重。随着科学技术的发展和护理院的现代化要求，护理院后勤服务及其设施越来越具有技术性和专业性特点。例如，现代化的给水排水系统、空气净化系统、供氧系统、供电系统、通信系统、消防安全系统、采暖制冷系统等。这种形势使得护理院后勤管理工作必须注重工作人员知识、技能和素质的培训和提高，改变落后的观念和管理模式。

（六）社会性

长期以来护理院后勤工作采取的是"小而全"的模式，每个大护理院基本上都有自己的一套后勤系统，即所谓的"护理院办社会"。后勤资源没有得到充分利用，工作效率不高，后勤工作人员的积极性也没有得到发挥。随着市场经济的发展，医疗市场之间的竞争越来越激烈，护理院为了降低成本、提高效率，把后勤工作推上社会化乃是必由之路。"社会办护理院"将充分发挥后勤资源的效益，提高后勤工作的效率。同时随着护理院后勤工作的技术性和专业性的不断加强，以及受护理院自身后勤工作人员的素质和能力所限，也应该由社会专业人员来进行管理，以确保护理院后勤工作的安全、连续，保障现代化护理院的运作。

（七）经济性

护理院后勤工作并不直接产生效益。但是高效率的后勤工作有助于护理院诊疗工作质量的提高，因此能直接或间接地为护理院创造效益；而低效的后勤工作则会降低护理院诊疗工作的质量，增加医疗服务成本，从而降低护理院的效益。因此在后勤管理工作中必须注意：合理配置后勤资源，提高后勤设施的使用率，避免资源闲置或浪费；做好维修保养工作，使后勤设施的使用年限延长，提高其使用质量；重视节能工作，降低护理院运行成本。

（八）安全性

护理院后勤工作的安全性有两重含义：其一，自身安全，如用电安全、煤气安全、消防安全等；其二，后勤工作的安全对于保障医疗工作安全也是重要条件。因此对于可能发生危险的后勤工作部门应严格管理，制定各项规章制度并组织落实。

第二节　后勤岗位职责

一、总务科科长岗位职责

1. 组织编制本部门服务规范文本和作业指导书，经批准后组织实施。

2. 负责对物资供应各项服务工作工程中的标识管理。

3. 负责做好物资供应相关资料的管理，组织有关材料对相关的采购和供应合同和供货单位进行评审，做好评审记录。将相关资料，及时上报总务科。

4. 负责本部门有关质量信息和服务质量运行记录的实施与管理，对本部门从事与服务质量有关的人员进行培训，确保受训人员能胜任服务岗位的工作要求。

5. 负责对后勤物资的采购、入库验收、供应服务、贮存保管等工作的检查与管理。

6. 控制在服务过程中的不合格服务现象，及时分析服务过程中出现的不规范服务并及时纠正，提出预防措施，赋予实施，持续改进和提高服务质量。

7. 做好顾客回访工作，建立重点顾客档案，对顾客的投诉或表扬及时核实、处理并记录。

8. 负责对本部门各类服务工作进行统计，制定考核方法，进行全过程的质量评价，组织班组和员工进行自检、互评，统计和评价考核结果。

9. 负责提供本部门年度（半年度）评审、考核相关资料，参加总务科组织的评审工作，对评审结论中提出的改进意见和预防措施，要落实到位。

10. 依据考评结论，结合平时工作实际情况，每年度（半年度）对班组和岗位员工提出奖惩意见。

11. 完成院办交办的其他工作。

12. 妥善管理有关制度、合同、培训、回访、会议、考评等文件资料。

二、维修保障部门负责人岗位职责

1. 关心、尊重员工，全面负责对维修班、设备机房、锅炉房、变配电房等后勤保障部门的管理。

2. 组织编制本部门服务规范文本和岗位作业指导书，经批准后组织实施。

3. 制订月度、季度、年度工作计划，并合理组织人员，按计划高质量地完成任务。

4. 对重要设备设施（如液氧、氧化瓶、真空泵、水箱、锅炉、空调、发电机、供水、供电等）建立设备卡，定期安排人员进行维护保养。其本人也必须每周查访并做好记录，发现问题及时解决。本部门不能解决时要及时书面报告总务科或护理院分管领导。

5. 检查在维修保障部管理范围内的维修工程质量，不定期对日常维修工作进行抽查与指导。

6. 参与设备大修和更新改造过程中的监督和竣工验收工作。

7. 每月 1 次集中组织员工进行安全与业务教育和学习，讨论并解决疑难问题，做好会议记录。

8. 根据岗位设置和需求，每半年提出 1 次培训计划上报总务科，每年 2 次在部门内组织培训。

9. 每月对顾客进行回访，建立重点顾客档案。对回访中发现的问题和顾客投诉等不合格服务逐项核实，并及时纠正、妥善解决，制定预防措施，持续提高服务质量。

10. 根据本部门服务特征，制定对班组和员工的考核方法。组织部门内部自查、互查和考评，并做好记录。

11. 每年度或半年度向总务科提供管理评审所需要的资料，参加总务科年度评审工作。对评审结论中提出的纠正和预防措施，要填写相应的纠正和预防措施表，并切实实施。

12. 根据年度或半年度考核结果，对本部门班组和员工提出奖惩意见。

13. 完成总务科交办的其他工作，妥善管理维修记录等文字资料。

三、保卫科科长岗位职责

1. 对门卫、联防队、消防控制实施全面管理，带领全体员工严格遵守总务科和护理院的各项规章制度。

2. 积极做好护理院应急和重大接待任务的安全保卫工作，以及其他有关工作。

3. 组织编制本部门各岗位服务的规范文本和作业指导书，经批准后组织实施。

4. 负责本部门服务人员使用的服务设施、设备和服务标识、服务记录的管理。

5. 根据本部门各类服务提供特征和要求，制订对服务过程和服务质量进行评价和考核的计划与考核方法，并组织实施。组织部门内部的自查、互查和抽查。

6. 负责本部门预防不合格服务措施的提出和实施，对班组和其他部门提出的不合格的服务事项进行评审，对顾客的投诉和反馈意见及时审实和采取纠正措施，并对原因进行调查和分析。

7. 制订客户回访计划，每月至少对顾客回访一次，并填写"回访记录"。每半年小结一次，形成报告上报总务科。

8. 负责制订本部门培训计划，每年两次定期组织内部集中培训学习，每年一次组织消防员工进行灭火演习，提高员工水平和整体素质。

9. 做好本部门的服务质量记录、员工考核记录、顾客投诉或表扬或会议记录等各种信息资料的收集、整理、汇总，每季度上报总务科（重大事件及时汇报总务科或院领导）。

10. 根据考核资料和考评结果，每年度（或半年度）写出对本部门和各班组的综合评价报告，并提出奖惩意见。

11. 完成总务科和护理院交办的其他工作。

四、卫勤服务部门负责人岗位职责

1. 关心、爱护、尊重员工。对护理院内、外环境保洁和接送服务工作实施全面管理。

2. 组织编制本部门服务规范文本和作业指导书，经总务科科长批准后组织实施。

3. 负责本部门服务人员、服务设备和设施的标识管理及服务记录的管理。

4. 对住院部、门急诊大厅等护理老人集中和流动频率大的工作部位，进行重点检查和指导。

5. 根据本部门提供服务的特征，制定考核方法，并组织部门内自查、互查和考评，妥善保管考评资料和记录。

6. 对班组和其他部门提出的不合格服务、顾客的投诉或表扬进行核实和评审，及时采取纠正和预防措施，并将这些质量信息进行汇总、整理，每月一次上报总务科。

7. 负责制订本部门培训、学习计划，上报总务科。每年两次组织内部培训，每月集中学习一次。做好培训、学习记录。

8. 制订客户回访计划，每月至少对顾客回访一次，建立重点顾客档案，做好回访记录。每季度一次将顾客回访、投诉、表扬等资料汇总报告总务科。

9. 每年度或半年度向总务科提供评审、考核资料，并参加总务科组织的评审、考核工作。对评审结论提出的纠正和预防措施，要切实组织实施。

10. 每年度或半年度，根据考评结论，结合平时工作实际，提出对班组和岗位员工的奖惩意见。

11. 妥善管理有关制度、检查、考评、回访、培训、会议等文字资料，每年度清理一次，不再保存的资料应填写"销毁单"报总务科批准后销毁。

12. 完成总务科和护理院交办的其他工作。

五、物资采购员岗位职责

1. 护理院物资采购应对提供物资的供应商进行评价和选择，供应商可以分为：政府采购供应商、定点承包供应商、一般供应商。

2. 每月由物资管理部门编制并经院分管领导签署批准的"物资采购计划表"，交采购人员按计划采购，并由采购人员填写"物资采购清单"。因业务需要，各部门临时提出超计划需要时，物资管理部门应填写"物资临时采购清单"，经总务科科长和分管院领导批准后，交采购人员办理采购。

3. 采购人员应按时、按质、按量地完成采购任务，若因特殊原因，未能按计划完成采购项目时（特别是对有时限要求的采购任务），要及时向物资管理部门负责人汇报，并积极采取补救措施，完成采购任务。

4. 采购人员应熟悉有关物资采购的法规和质量标准（如医疗器械的"三证一照"），认真核对采购物资的数量、质量、价格、规程、型号和性能等，防止不合格产品的购入。

5. 采购人员应了解和熟悉合同法，遵守工商、税务、物价等有关政策，在采购工作中为护理院精打细算，个人不得接受供应商赠送的包括礼品在内的任何物品或经济报酬。办事公开、公正、透明，为护理院树立良好的社会形象。

6. 验收或使用过程中发现不合格产品时，采购人员应负责与供应商联系，视具体情况办理退货或调换手续。

7. 采购物品经验收入库后，采购人员应在3个工作日内将发票与对应的"入库单"整理在一起，经资产管理部门负责人签字后交财务部门报账。

8. 采购人员坚守岗位，服从调度，参与"物资采购计划表"的制定工作，并对采购工作积极提出合理化建议。

六、物资保管员岗位职责

（一）物资的入库验收

1. 了解和掌握护理院常用物品的质量标准和验收规定：根据采购人员提供的"物资采购清单"和进货发票，对进库物品进行数量和质量的验收（包括规格、型号、价格等）。①对一次性卫生耗材应检验"三证一照"，即《生产许可证》《卫生许可证》《产品合格证》和《营业执照》，复印证存档备查；②对医疗器材应检验由省级药监局核发的《医疗器械经营许可证》《企业生产许可证》《产品注册证》和工商局核发的《企业法人营业执照》。若是进口器械，应加验由国家药监局核发的《进口医疗器械产品注册证》。供应商加盖供货单位公章，存储备查。

2. 对有效期限有要求的物品，必须检验和保证进库物品有少于 3 个月的有效期，对这类超出库存限量的物品，有权拒绝入库。

3. 对必须经过使用后才能鉴定质量的物品（器材），应由供应商负责安装调试，使用部门人员现场监督，检测质量标准达到产品说明书所列的各项参数，作出质量合格的鉴定后，方能办理入库或直接出库手续。

4. 对贵重、精密物资的验收，应由采购人员、使用部门人员在场开箱验证后办理入库。

5. 对验收合格的物品，应在 3 个工作日内办理入库登记入账手续。对验收不合格的物品，应另外放置，同时通知采购人员做退货或调换处理，并做好验收不合格情况的记录，上报部门负责人。

（二）物品的仓储保管

1. 验收合格入库的物品实行分类编码管理，一种物品设立一个代码，按物品类别实行定位存放管理，做到"四定"，即定库、定货架、定货层、定货位，设置标识卡。

2. 库存物品要实行最高、最低量的控制，并做到先进先出，及时更换，防止过期损坏。在确保不中断供应的前提下，与供应商密切合作，尽量减少库存。

3. 物品要做到日清月结，每月底盘点一次，账、物、卡三者必须一致，并编报"月底物品盘点报告"，年终全面盘点，上报年终物品盘点报告，对盘盈盘亏的物品要做出书面说明，明确责任。对个别确须报废（损）手续的，进行账务处理。

（三）物品的出库

1. 库内物品的发放一律要有电脑打印一式三份的领物单，注明品名、规格、数量，领用单位收货人签字。对需经领导批准领用的物品，应按职责权限规定，经有关领导签字后发放。对有数量或金额限制物品的发放，不得超额发放。

2. 库存物品不准擅自发放和外借，特殊情况下（如抢救护理老人等），借出的物品，必须及时补交领用手续。仓库员工要正确使用灭火器材。

3. 做好库房的清洁卫生、安全与防火工作。库内无"四害（苍蝇、蚊子、老鼠、蟑螂）"，禁放任何杂物，保持库内整洁、干燥，通道畅通，存、取货方便。

4. 坚守岗位，服从调度。参与"物资采购计划表"的编制工作，积极提出合理化建议。

七、电工岗位职责

（一）维修电工

1. 须持有效的技术岗位证书上岗服务，遵守护理院和总务科的各项规章制度，服从班组长指挥和工作安排。

2. 按照护理院的用电要求，正确、熟练安装、维修用电各主要系统、分支系统，并按规范的操作方法对这些系统进行保养维修。

3. 熟悉电气施工图纸、协助总务科建立电气维修点位图纸并妥善保管。图纸应标明主、分电路，断电器盒，火灾报警器，护士（护理老人）呼叫器等所在位置，按照规定在主变系统、变压器和断路器板、接线盒盖上贴上标签，标明供电区域，并协助用电科室在断电器盒盖上标明供电线路。

4. 每周 1～2 次定期巡回检查供电设施、设备及线路等完好状况，主动征询科室等用电部门的需求服务，及时维修和更换已有缺陷的零部件，确保用电设施的安全性能。做好巡检维修工作记录。

5. 一般维修任务，在接保修单后，24 小时内完成，若需延长，应向班组长报告并向报修部门做好解释工作。

6. 对供电设施的故障和突发事件，要快速反应，迅速赶到现场，查明原因，采取正确的排除措施，最大限度地缩短故障时间，并及时报告班组长和主管领导。事后如实做好记录。

7. 严格执行安全（高空）操作规范，在实施各类维修作业时，必须按规定做好安全保护措施，杜绝意外事故的发生。

8. 维修场所应放置醒目的标识，做好和保持维修场地及工具的整洁。

9. 认真执行交接班制度，重要事项应在交接班记录上填写清楚，并向接班人口述交代，遇到不能解决的问题应及时报告班组长。

10. 各项维修、保养记录，零配件和材料的耗用记录，均认真填写，每天上交班长集中保存。

（二）发电机房电工

1. 发电机房由配电房当班工作人员负责操作与管理，平时应上锁，钥匙由配电房当班电工保管。未经后勤保障部门领导同意，严禁非工作人员入内。

2. 配电房当班电工必须熟练掌握发电机的基本性能和操作方法。

3. 发电机一旦启动运行，当班电工应立即前往机房观察，经常巡视发电机各仪表指示是否正常，确保发电机正常运转。

4. 认真执行发电机定期保养制度，发电机每月空载运行一次，运行时间 10～15 分钟，平时应将发电机置于自动启动状态，做好运行和保养记录，确保发电机房机器设施完好齐备。

5. 每周一次清扫发电机房，保证机房和设备整洁，若有漏油漏水现象应及时处理消除。

6. 经常检查和保持发电机房内防火和消防设施的齐备完好。

八、管道工岗位职责

1. 遵守护理院和总务科的各项规章制度，服从班组长指挥和工作安排，须持有效证书上岗。

2. 具有良好的冷热水、蒸（燃）气、喷淋、阀门、水泵站等管道系统的技术知识，能够识图，懂得各种规范和熟练掌握操作方法。

3. 正确使用管道工具和设备，包括各种封料、管垫等配件和与本专业有关的电动工具，具有各种管道系统相关的药品水处理知识。

4. 每周 1 ～ 2 次定期巡回检查各类管道、接口的完好状况，主动征求使用部门的需求服务，及时维修和更换已有缺陷的零部件，预防事故的发生。做好巡检维修的工作记录。

5. 协助做好管道系统维修配件的库存工作，一般故障能够在 24 小时内排除、修复。

6. 对管道系统的突发故障，要快速反应，尽快按正确方法给予修复，并及时报告班组长和主管领导，事后做好记录。特别对消防阀门，必须能按规定保证及时打开。

7. 维修作业时严格执行安全操作规定，维修场地要放置警示标志，避免意外事故的发生。

8. 做好各项维修记录和维修耗材记录，每天或每项维修任务完成后交班组长集中保存。

九、门卫岗位职责

1. 严格遵守护理院的各项规章制度和值班记录，服从调度，着装整齐、姿态端正、精神饱满、坚守岗位。

2. 对来院护理患者家属和联系工作人员要热情接待，文明用语（如"您好，请问您到哪里""某科在那里，请走好"等），对需要帮助的及时提供方便。

3. 内、外环境整洁服务

（1）对本院职工的自行车、助动车、摩托车、汽车，严格按规定在指定地点停放。

（2）对外来各种车辆，严格按规定在院内停车场或院外停车场停放。

（3）任何时候，应确保救护车的畅通无阻。院内区域及道路无乱停、乱放的各种车辆。

4. 恪尽职守，保持警惕，对影响护理院正常秩序的不良行为和人员，要及时发现并进行规劝和制止。若制止困难，要迅速报告上级或报警（"110"），并协助处理，做好记录。

5. 认真做好交接班记录。

十、洗衣房工作人员职责

1. 在总务科长领导下，负责全院被服的洗涤、保管、消毒和缝补等工作，按规定折叠，并按时下收、下送。

2. 严格执行各类被服的消毒、隔离制度，防止交叉感染。

3. 严格执行被服的交换手续，防止错漏和丢失。各类被服分类分科存放，取用方便，未印字或编号不清者一律印完整后再发放。

4. 爱护公物，修旧利废，节约用水、用电、肥皂及洗涤材料。

5. 加强烘房、烘干机管理，防止烘损被服，禁止烘私人物品。

6. 加强安全生产意识，严格执行操作规程，不定期检修保养，保证洗涤设备正常运转。

7. 加强对设备的管理，做好设备专人负责，外来人员禁止进入洗衣房内乱开机。注意安全，防止意外。

8. 搞好室内外卫生，室内东西摆放整齐，下班前地面冲洗干净，平时保持卫生清洁，达到护理院卫生要求。

9. 开动脑筋，洗尽、洗清被单、床单、衣服等上的各种渍子，并及时与临床联系，把好检查关，防止破损、带渍衣被下送。

十一、保洁员工岗位职责

1. 按时穿戴工作衣、帽，佩牌上岗，服从调度、不离岗、不聊天、不看书报、不干私活。

2. 保持护理区安静，服务工作做到"三轻"，即走路轻、说话轻、动作轻。

3. 大厅、走廊、楼梯卫生保洁

（1）每天定时清扫、拖擦2次，其余时间巡回检查，随时清扫拖擦，保持清洁。遇雨、雪天，应在大门进口处放置防滑垫，并树立"小心地滑"告示牌，增加地面拖擦次数，防止进、出人员将雨水带入楼内。保持地面光洁、干燥，无碎屑、无烟头、无杂物、无污迹、无卫生死角。

（2）大厅、走廊、楼梯的各部位，包括柱面、门、窗台框、候诊椅、栏杆、扶手、装饰板、瓷砖墙面、踢脚线、匾牌、候诊椅、茶水桶、扶手、垃圾箱（桶）每天用消毒液擦拭一次。保持各部位无灰迹，无污垢。茶水桶、垃圾箱（桶）及时倾倒。

（3）每周一次进行高处除尘与玻璃保洁，包括天花板、照明灯罩、冷暖机、电视机、空调、电风扇。保持无蜘蛛网、无浮土、无污迹，玻璃明亮。

（4）病房（观察室）卫生保洁

1）护理老人床单位（床、床头柜、椅）：每天一床一巾擦抹，毛巾每天集中清洗、消毒，晾干备用。

2）病房内定时通风，保持空气清新。

3）病房室内：地面每天清扫3次，拖擦2次（其中一次用消毒液拖擦），注意巡回检查，随脏随清扫、拖擦；门窗框、装饰墙面每天擦拭1次；每周进行1次高空除尘与玻璃保洁，包括壁顶、照明灯罩、空调机、电视机。

4）垃圾筐：每天2次按时清理、擦拭干净，保持筐子清洁无垢。

5）便器、痰杯：及时倾倒，刷洗干净。同一护理老人的便器、痰杯1周消毒一次，出院护理老人的便器、痰杯及时清洗，消毒，晾干备用。

6）护理老人开水：用送水车下收下送到床头，防止滴地面。每天2次，如护理老人有特殊情况（手术、新入院等）需要，用备用水瓶给予供应。护理老人出院后，热水瓶及时清洗、消毒后备用。微波炉每天擦抹干净，并用消毒液擦抹1～2次。

7）护理老人浴室、盥洗室每天冲、擦干净。护理老人储藏室随时整理整洁。

8）病房室内和诊疗区环境保持整洁；玻璃明亮；地面光洁、干燥，无杂物、脏物，无污迹；墙面（包括天花板）、门、窗框、灯罩、空调、电视机等，无蜘蛛网、无浮尘、无污垢。

（5）卫生间卫生保洁

1）病区（包括干部病房）及诊疗区卫生间：大、小便池每天巡回清扫、冲刷，坐便器和干部病房内浴池每天用消毒液擦抹一次，地面巡回拖擦，保持"三无"（即无臭、无垢、无外溢）。

2）装饰墙面、门窗框、扶手、木隔每天擦拭一次；便纸篓筐内垃圾及时倾倒，篓筐每天冲刷，做到无浮尘、无污垢。

3）生活垃圾与治疗垃圾严格分开，治疗垃圾箱（桶）必须加盖，每天消毒一次。清理、集中垃圾时必须扎紧垃圾袋口，防止泼洒。

4）消毒池内的消毒液水，按规定及时更换。

5）拖把、尘推等保洁工具，严格按规定分开使用；清洗、消毒，并标识清楚；固定挂放，妥善保管，防止人为损坏。

十二、污水处理及操作工岗位职责

1. 在总务科和感控科领导下，认真学习政治和国家的环境保护法及有关实施细则知识，认真执行有关规章制度和环保部门、疾控中心的相关规定。

2. 严格执行各项规章制度和技术操作常规。

3. 保持室内、外环境卫生，设备保持表面干净明亮。

4. 污水泵和消毒设备运行必须处于良好状态。

5. 坚持污水先消毒后排放的处理程序。

6. 配合市环保局定期取样，检验后应达标，不合格应及时采取措施。

7. 每天进行污水测定，达标后再排放。

8. 按照环境和卫生防疫的要求，认真操作，按时加药、取样、化验，并做好记录，保证污水处理质量。

9. 爱护仪器设备，定期维护保养，保证设备正常运转。

十三、义务消防员岗位职责

1. 义务消防员应经过消防部门正规培训，并每年接受轮训，合格后持证上岗。

2. 全院消防器材由义务消防员专人管理，对安置在各个部门与部位的各种消防器材，应登记在册，并按规定定期进行测试检查和维护保养，保证设备完好。

3. 对配电房及重要机房、药库、病案室、食堂等防火重点部门尤其要配备足够的消防器材，并进行重点督查。上述部门室内不得堆放可燃物品，消防设备旁边不准堆放任何杂物。

4. 病房大楼，门、急诊大楼各走道、楼梯口部位保持畅通，疏散标志和安全指示灯要保证完好。

5. 在护理院每年一次组织的防火安全演练中，当好示范教练员。消防安全"三懂三会"措施落实到各部门（科室）相关岗位的具体职工。（"三懂"，即懂本部位的火灾危险性，懂本部位的防火措施，懂消防基本知识。"三会"，即会报火警，会使用灭火器，会扑灭初期火灾。）

6. 每周不少于一次巡查全院各部门（包括职工集体宿舍）防火安全措施落实情况，发现问题，及时纠正，消除各种火灾隐患。

7. 一旦发现或发生火灾险情，应在最短时间内赶到现场，立即采取灭火行动，并视火灾状况迅速向上级领导或"119"报警。同时，组织和指挥现场人员进行灭火抢险工作。

十四、治安保卫员岗位职责

（一）严格遵守护理院规章制度与各项纪律

上岗穿规定着装，姿态端正，精神饱满，坚守岗位。

（二）日间（白天）治安巡逻

1. 对门、急诊进行定点巡逻，积极主动发现问题，把问题处理在萌芽状态，确保门、急诊日间良好的诊疗环境。

2. 对财务、库房进行定点巡逻，发现不安全因素或遇有违法和影响护理院正常秩序的行为，及时予以制止和规劝。若遇难以控制的混乱局面和犯罪行为，在制止的同时须及时报告上级领导或报警（"110"），并积极配合领导或公安机关工作。

（三）夜间治安巡逻

1. 治安保卫员在下午护理院门诊时间结束后，对门诊区域、护理大楼和医技区域进行巡逻检查。

2. 治安保卫员在夜间 7：00 以后，对护理院区域内重点部位每 2 小时进行一次巡逻检查。

3. 治安保卫员夜间对急症进行定点巡逻，发现问题，及时处理，确保急诊夜间良好的诊疗秩序。

4. 应急事件处理：治安保卫员对护理院区域内各类报警和治安案件，要在最短时间（5 分钟内）赶到现场进行处置，并视情况迅速向上级或公安机关报告，同时应做好详细记录，配合上级或公安机关进行处理。

第三节　　后勤规章制度

一、总务科规章制度

1. 必须坚持为医疗一线服务、为护理患者服务、为职工生活服务的方向，不断改进服务态度，提高服务质量，保证医疗工作的正常运转。

2. 搞好科学管理，做到年有计划、季有安排、月有实施，交办事项有通知；洽谈工程有协议；完成任务有资料；"三下"巡查有记载；工作结束有总结。

3. 坚持勤俭办院的方针，物资采购供应搞好计划安排和成本核算，力求以最小的投入获得最大的收益。

4. 对各类人员合理组合，明确岗位职责，加强日常工作的指导、检查和督促，严格考核和奖惩措施。

5. 以提高素质为目标，安排好各类人员的思想教育、业务培训、离职进修、岗位练兵、总结评比等活动。并建立健全有关档案。

6. 坚持廉洁办事的原则，批量、贵重、大件物资的采买要实行招标制，要有 2 人以上经办，健全在采购、报销、加工、存放、供应、报损等环节的相互制约措施。

7. 深入实际、联系群众、多渠道听取科室和群众意见，及时改进工作。

8. 加强请示回报，按管理程序完成正常任务和领导交办的任务，职责内的事不推诿，职责外的事不越权，工作完成情况及时反馈信息。

二、财产物资管理制度

1. 凡护理院所需的各种财产物资（除药品、医疗器械、图书外），均由总务科统一负责采购、调入、供应、管理、维修。要尽可能修旧利废，做到物尽其用，节约使用。

2. 总务科负责管理的财产、物资，应建立健全账目，指定专人采购、领发、保管，加强管理，定期或不定期清点实物，核对账目。要求账物相符，保证物资安全，防止积压损坏、变质、被盗。有关人员要经常深入科室，了解需要，指导、协助有关人员管好、用好物资。

3. 各科室所需物资，按月、季、年编制计划送总务科，经院领导审批后列入财务计划进行购买，按计划供应，实行送货上门。属于交回物资的要交旧领新。

4. 各种物品、被服的报废，要办理报废手续。总务科对报废物资要妥善处理。护理院的财产物资，任何人不得私自取回。重大财产物资的报损、报废，以及财产物资变价、转让或无价调拨，须根据具体情况，经科室评议，由总务科审核转院领导报主管部门批准处理，不得擅自处理。

5. 各科室应指定专人负责物品请领、保管及注销工作。

三、后勤物资采购制度

1. 物资采购应有计划性，根据实际需要适时、适量进货，原则上库存不得超过 3 个月用量，防止积压、霉变，造成不必要的浪费。

2. 拟采购的物品，由仓库保管员按库存数量填写申购单，报主管科长批准后，在财务审计部门监督下，通过招标方式进行采购。

3. 采购人员应熟悉各类物资的品名、规格、质量要求，掌握市场行情，尽量做到所采购的物品质量好、价格低。专项物资应由相关班组专业技术人员为主，共同采购，把好质量关；特殊品种由以分管院长（必要时）组成的物资采购小组看样比较后再行采购。

4. 采购人员应廉洁奉公，杜绝"回扣""好处费"等不正之风，不购零售价物资。大批量物资的采购，应签订合同，在保证质量前提下尽量压低售价，并填写清楚相关事项，合同由主管院长或科长签署。

5. 凡是属于政府采购中心规定需申报采购范围内的项目，一律报经政府采购中心采购。

6. 履行好物资验收、入库手续，做到钱、物、账三符合，并及时清账。

四、后勤仓库管理制度

1. 认真贯彻执行有关法律法规和各项规章制度，遵守财经纪律，任何人不得以权谋私、假公济私，损害国家和集体的利益。

2. 加强计划管理，通过会计核算及时准确地反映计划执行情况。每月编制采购计划，由领导批准后，方可采购，严防物资积压。

3. 一切物资入库时，必须在规定时间内办理验收入库手续。入库前，必须检验数量、质量、规格型号，合格方可入库，否则不得入库，由采购人员负责与供货单位联系处理。

4. 仓库管理要做到"三清""两齐""四号定位"和"九不"。① 三清：规格清、材质清、数量清。②两齐：库容整齐、摆放整齐。③四号定位：按物类或设备的库号、架号、格号、位号存放。④九不：不锈、不潮、不冻、不腐、不霉、不变质、不坏、不漏、不爆。

5. 定期编制仓库与设备物资库存情况报表，一切报表应符合规定，账物相符、准确并与财务相符。

6. 各科室使用的一切物资要有专人领取并开具领物单，手续齐全，按需领用，杜绝浪费。

7. 库存物资必须按国家规定合理损耗，低值易耗物、仓库报废物资必须每月或每季度一报。经财务审计等部门查看、审核报分管院长审批后报废。如有损耗，查明原因，写出报告，经院长审批后，做账务处理。

8. 严格执行仓库岗位责任制，无关人员不准进入库内，库内禁止烟火，禁止存放私人物品，防盗措施安全可靠，严防物资被盗。

9. 库存物资定期盘点，防止短少、积压、霉变、鼠咬。

五、电工规章制度

1. 负责全院办公、医疗、生活用电线路、照明设施的维修，小型电器的安装工作，保证正常运转。

2. 电工人员必须具备电学的基本知识，持有上岗证书，熟练掌握《作业安全工作规程》，对护理院内各主要线路、设施应基本掌握，有计划地定期修缮及保养，保障线路畅通。

3. 配电室设值班电工，负责高压电盘的监视，及时发现问题，保证安全供电。对供电中的问题，及时与供电部门联系。

4. 高压配电室实行 24 小时值班制（双人双岗），有急需维修任务时值班人员应随叫随到，保证用电设备正常运转。

5. 电工人员要经常到各科室巡视，检查安全用电情况。并主动征求意见，不断改进工作。对违章用电予以制止，没收违章使用的电器，上报有关领导处理。

6. 维修用料由专人领取保管，厉行节约，严格用料登记制度，做到物尽其用，节约开支。对擅自滥用电料造成浪费损失者，应追究责任，严肃处理，由当事人承担一切经济损失。

7. 严禁非工作人员进入高、低压配电室，重大线路维修必须 2 人以上，组长要现场监督。

8. 严格执行护理院用电管理规定和戒酒规定，秉公管理，文明服务，遵守职业道德。

六、食堂规章制度

（一）职工食堂

1. 护理院必须办好职工食堂，要做到民主管理，改善服务态度，提高烹调质量，降低成本。

2. 轮派值班人员，对夜班及因公迟下班的职工要做到有热食供应。

3. 伙食管理及食堂工作人员对各种票证及实物，要严格手续，妥善保管，定期清理，按月公布账目，接受群众监督和有关部门检查。

4. 伙食收支单据，以原始凭证为准。购买的各种食物，均由保管员验收盖章（签字）。

5. 食堂工作人员要注意个人卫生，定期进行健康检查，发现传染病立即隔离，待身体康复才准许上岗。传染病者，不得进入食堂工作。

6. 食堂要经常保持室内外环境整洁，消除苍蝇、老鼠、蟑螂和其他害虫的滋生条件，地面和墙壁应用便于冲洗的材料制成。应当有防蝇、防尘、防鼠、洗涤、洗手、餐具消毒、污水排放和存放废弃物质（垃圾）的设备。

7. 食堂不得采购霉烂变质食物，生食和熟食、食品和原料都要分开存放，防止污染。

8. 提高警惕，搞好安全保卫，无关人员不得进入厨房，严防盗窃和破坏。

9. 定期召开伙委会，广泛听取意见，改进工作。

（二）护理老人食堂

1. 从多数护理老人的经济出发，计划配制符合治疗原则及卫生要求的膳食。

2. 除因特殊代谢需要限制某些营养外，应根据供应情况调配符合营养的膳食，定期计算营养价值，如有营养成分和热量不足，必须及时解决，以促进护理老人体力恢复。

3. 制订护理院膳食种类，如普通饭、半流食、流食及各种治疗膳食，并将各种膳食原则和内容明文规定，使医护人员了解。

4. 积极配合临床，开展临床营养科研工作，随时观察疗效，不断总结经验。

5. 根据不同病种、病情，从治疗原则、营养价值、伙食标准、花样调剂、季节性食物和护理老人饮食习惯等方面，制定各类膳食的菜谱。

6. 做好营养知识的宣传，使患者了解营养与健康的关系、治疗膳食的临床意义，向饮食、配餐人员进行营养和卫生常识的教育。

7. 各种膳食应按规定时间发出，开饭前，营养人员重点检查尝味，确认符合治疗原则和卫生要求时才能发出。

8. 护理老人食堂的卫生管理包括环境卫生、饮食卫生、工作人员卫生要求等，按职工食堂管理制度执行。

9. 严格执行食品餐具的消毒、清洁制度。

七、污水消毒处理规章制度

1. 污水处理由总务科专人负责，严格按"三废"处理要求进行工作，保证被污染的废水不直接流入公共下水道。

2. 工作人员按规程每天检查污水流量，按规范要求进行净化处理。使处理后的污水经环保部门检验合格，符合国家规定标准方可排放。

3. 每日测定水质，并做好记录。

4. 护理院污水必须进行有效消毒处理，需要经过过滤、沉淀去除水中的悬浮物。

5. 如采用含氯消毒剂处理，每日监测总余氯至少 2 次，总余氯量 ≥ 3 ~ 10 mg/L；每日监测 pH 至少 2 次，pH6 ~ 9。粪大肠菌群数每月监测 1 次。每日监测总余氯量，每日排放前监测，污水总余氯量 ≥ 6.5 ~ 10 mg/L。粪大肠菌群数每月监测 1 次。肠道致病菌：沙门菌的监测，每季度 1 次；COD（化学需氧量，参考值 250 mg/L）、BOD（5 日化学需氧量，参考值 100 mg/L），每季度 1 次（市疾病控制中心或第三方检测机构），志贺菌的监测（市疾病控制中心），2 次 / 年。结果符合标准。

6. 生物学指标：粪大肠菌群数 ≤ 500MPN/L。不得检出肠道致病菌、肠道病毒。

7. 遇有特殊污染（传染病），应按规定增加含氯制剂，使有效余氯量 > 6.5%。

8. 处理后的污水必须符合规定排放标准，才能排放。

9. 保持污水处理站及周围环境的清洁卫生与绿化。

10. 加强净化设备和有关机械设备的管理和维修保养，安全操作，保障机械正常运转。

八、中心供氧及中心吸引系统机房规章制度

1. 中心吸引系统机房应由专职人员负责操作，并按操作规程进行作业。

2. 实行 24 小时值班制，值班人员应坚守岗位，确保正常运转。认真做好值班记录，并严格交接班制度，严防差错事故的发生。

3. 操作人员应定期检查机电设备运行情况，经常进行保养，出现故障应及时组织排除。

4. 中心氧站实行 24 小时值班制，全天供氧。

5. 中心供氧工作人员必须坚守岗位，随时观察氧气供应情况，及时组织氧源，以保障供应。

6. 病区因特殊需要使用灌装氧气瓶供氧时，应及时送达，下送时应标明去向。氧气瓶搬运时要轻搬轻放，避免重力撞击，以策安全。氧气瓶出入库应进行验收（不漏气，气量不少于 120 磅）登记，并存放于指定场所。

7. 中心氧站要进行室温控制，不得使用明火，严禁吸烟，无关人员不得入内。

8. 中心供氧设施、设备应定期保养、维修，以确保安全运行。

9. 认真做好值班、交接班记录，严防差错事故的发生。

九、门卫及传达室规章制度

1. 门卫、传达室实行 24 小时值班制，每班都要按时交接班，不迟到、不早退，值班有记录。

2. 值班期间要坚守岗位，尽职尽责，执行制度，文明礼貌，尽心服务，发现异常及时报告。

3. 严格车辆进出管理，大型车辆禁止入内。

4. 凡住院护理老人、陪客及本院职工携带物品出院者，必须持有关科室的证明，门卫、传达人员认真查问。遇有可疑情况和问题的有权过问。各类商贩一律不准入门诊病房。

十、消防规章制度

1. 对职工做到每年进行消防教育训练一次，使他们懂得防火常识和报警知识，能正确使用消防器材。

2. 兼职消防干部知道防火重点，熟悉全部情况，并经常组织检查，给职工讲课和训练。义务消防队有明确的分工，人员落实。

3. 各重点部位配备灭火器材，灭火器材做到每季度检查一次，不合格的及时更换，新增加的科室及时补充。

4. 重点部位将防火责任落实到人，坚持每月安全检查一次，并及时处理隐患，防火档案有专人管理，内容齐全。

5. 好人好事给予表扬，对违章事故及时处理，发现隐患，及时整改。

6. 消防监控报警系统由专人负责管理，管理人员应有较强的消防意识，有明确的职责。

7. 定期检查消防报警系统的运行情况是否正常，并做好记录。

8. 定期检查消防器材在位及完好情况。

9. 实行 24 小时消防控制室值班制（双人双岗），值班人员做好交接班记录，严防差错事故的发生。

（朱骅青）

第 8 章

护理院财务岗位职责与制度

第一节 概 述

一、定义

（一）护理院财务管理

护理院财务管理是指护理院为实现良好的经济效益，在组织护理院的财务活动、处理财务关系过程中所进行的科学预测、决策、计划、控制、核算、分析等一系列经济活动过程中管理工作的总称。

（二）护理院财务管理制度

护理院财务管理制度是指护理院为规范财务活动、强化行为约束而产生的一系列符合发展需要制定的规章制度，主要有资金管理制度、预算管理制度、成本管理制度、票据管理制度、资产管理制度、税务申报管理制度、会计轮岗制度、财务档案管理制度、财务报销制度、物价管理制度、会计交接制度、财务电子信息化管理制度、债权债务管理制度等。

（三）护理院财务管理工作岗位

护理院财务管理工作岗位是指从事处理经营中发生的一切财务活动的工作职位，主要有财务科长（可兼任总账会计）、辅助会计、出纳、收费员等。护理院可根据不同规模设置岗位，最少需要设置 2 个岗位，总账会计和出纳岗位不可兼容。

二、财务管理的重要性

（一）规范财务活动，强化行为约束

持续健全护理院的财务管理制度，能够为护理院的发展提供有效信息和依据，保障护理院财务活动合法规范、高效运转。

（二）反映经营成果，评估经营动态

持续健全护理院的财务管理制度，通过对企业发展能力指标分析，能够全面反映公司经营成果，为管理者评估经营情况提供事实依据。

（三）提高经营效率，预测发展方向

持续健全护理院的财务管理制度，能够促进公司控制费用、降低消耗，合理运用资金，提

高资金的使用效果。并且能够预估企业的市场前景，为管理者对公司未来发展方向提供预测和预警作用。

第二节 财务科岗位职责

一、财务科长岗位职责

1. 全面负责护理院财务科的工作。

2. 熟练掌握国家相关财政法规和各项税收政策，以及各项规章制度，建立健全本单位的财务管理制度。

3. 熟悉本科室的职责范围，负责管理、指导、检查本科室的各项工作，合理安排财务人员，保证财务工作的顺利进行。

4. 负责对财务应用系统使用人员的使用权限分配。对财务电子信息核算各系统指定管理员与一般操作人员，并对人员按岗位分组，赋予不同级别的权限。

5. 根据院委会年度工作计划，组织编制财务预算、年度资金计划，对财务预算的落实情况进行检查。

6. 对经营结果进行分析，报院委会以供决策参考，并负责各项财务预算指标与实际完成情况的比较分析。

7. 配合内控人员的审计工作，审查财务收支项目的合法合规性及会计记录的及时性、准确性和完整性；配合外部审计工作，保证财务信息对外披露的正常进行。

8. 及时与内外相关部门进行沟通、协调及保管财务专用章。

二、总账会计岗位职责

1. 在财务科长的领导下，准确核算本单位的经济业务，维护财经纪律，遵守职业道德，坚持原则，实事求是，审核、控制和监督单位各项财务收支，熟悉会计科目的核算内容和核算方法，按有关规定正确设置和使用会计科目，根据规定适当增设明细科目，并按规定设置相应的总账和明细账。

2. 进行成本核算、费用管理、成本分析，对手续不完备、经济业务不合法的开支，有权制止或拒绝受理。正确进行会计监督，发现问题及时向领导汇报，经常检查收支情况，分析费用升降原因，提出改进意见。

3. 检查本期所有经济业务是否全部登记入账。根据单据审核辅助会计登记的记账凭证；月底负责计提和结转各类期间费用和损益类凭证，并据以登账；及时正确地编制报送财务报表，编制的报表做到数字真实、准确、衔接，做到账账一致，账表一致。

4. 每月初核对银行存款余额，核对各银行账户余额是否准确。

5. 负责月度、季度、年度纳税申报工作，以及月度重点税源户数据上报工作。

6. 对固定资产、无形资产的合同、发票、验收入库单等进行审核，做好登记台账。

7. 对护理院各类资产进行日常监督和定期不定期检查，定期盘点清查库存，杜绝浪费和预防物资积压，以防止不良现象的发生。

8. 按照护理院财务管理需要，完成其他相关工作。

三、辅助会计岗位职责

1. 协助总账会计，做好会计核算的基础工作。

2. 建立票据台账，及时登记票据领用、使用、核销的相关信息。

3. 编制记账凭证，负责各项会计事务的处理，及时认真准确地填制记账凭证，做到科目准确、数字真实、账账相符、记载清晰；登记各类会计账簿，建立各类辅助台账。

4. 建立库存药品、卫材和总务材料明细账。根据入库单登记药品、卫材、总务材料的入库台账；根据出库单，登记物品的出库台账；定期与材料库房保管员、药库药房保管员核对收发明细账，保证账账相符、账实相符，对各类资产的采购、出入库、领用、调拨、报废、盘亏或盘盈进行核算。

5. 做好往来账款的管理，核对和管理应收应付等往来款项，应付账款金额与供货商确认无误后，根据资金计划申请付款；对入住人员的收费情况检查督促，每月按时结算；对拖欠费用的人员，与相应科室联系，及时采取措施，定期清理债权债务，防止拖欠，严格控制呆账。

6. 负责内部关联单位的往来核对，保证每月往来平衡，并编制关联往来核对余额表。

7. 管理好会计档案。负责财务科有关凭证、账簿、报表、合同的收取、输出、整理和保管工作。凭证做到账面整洁，装订整齐，按序排放；账簿及时打印，装订成册，立卷编号；报表打印编号，完整有序摆放；合同按类别排放，登记台账。

8. 按照护理院财务管理需要，完成其他相关工作。

四、出纳岗位职责

1. 在财务科长的领导下，做好护理院有关现金、银行存款的收取、支付及保管业务；负责收费处零钞的准备工作；每日核对收费员日报表，根据收费员日报表，盘点收费处所收款项，确认无误后收款解缴银行。

2. 遵守财务科现金管理制度，库存现金不得超过规定的限额，超过部分应及时送存银行。不得坐支现金，不得以"白条"抵充库存现金，不得随意挪用现金和严禁签发空白现金支票。

3. 依据审批完备、手续齐全的记账凭证办理收、付款业务，收、付款时钱款要当面点清。认真审查各类报销、支出的原始凭证，对违反财务制度规定的支付款项，应拒绝办理。

4. 正确及时全面地反映货币资金的收、付、存情况，及时了解账户信息，不得开具空头支票、不得出借银行账户。根据合法的原始凭证，登记现金日记账、银行存款日记账，每天下班前核对现金、银行存款余额，发现差错及时查找，做到日清月结，账实相符、账账相符，保证货币资金的安全。

5. 按时根据工资名册完成工资、绩效奖金等发放工作。

6. 认真保管现金、支票、收据及法人章，建立使用登记台账。

7. 不得兼管稽核、会计档案保管和收入、支出、费用、债权债务账目的登记工作。

8. 按照护理院财务管理需要，完成其他相关工作。

五、收费员岗位职责

1. 在财务科的领导下，遵守护理院财务制度，做好窗口医疗养老的收费结算工作。

2. 熟练掌握本单位电脑收费系统的操作流程，熟悉收费项目编码及医疗养老服务的收费标准，务必做到快而准，减少长者的排队缴费时间。

3.以优质的服务态度待人,坚持唱收唱付,收付款当面点清,减少不必要的矛盾发生。

4.做好费用解答与解释工作,加强费用日常审核,对超出预缴金的费用,及时通知护理区催收,对催收不缴的要与责任科室联系。长者出院结账时,应对所发生的费用逐项逐笔审核,严格掌握收费标准,发现多收、少收、漏收或标准不符的,应及时纠正。

5.严格执行并熟练掌握医保有关政策,认真负责地做好医保人员费用的结算、结报等工作。

6.严格遵守现金管理制度。每日终了,收费员将当日收费金额进行汇总扎账,正确编制日报表,并及时上报财务科。收费员每日与出纳人员进行现金盘点解缴,双方签字;做到日清日结,坚持每日清库,禁止积压。当日现金不得留存收费处,不得挪用公款,不得坐支现金,不得借款给任何人。

7.对自己使用的印章、收费发票、收据、账单及现金负责,必须妥善保管,严加防范,防止失窃。必须保证票据顺号使用,存根联全部上交,若有断号缺标现象及时上报财务科追查原因。

8.为保持工作场所安静与安全,上班时不得在室内会客、聊天,违者要严肃处理。

9.按照护理院财务管理需要,完成其他相关工作。

第三节 财务管理规章制度

一、会计核算基本制度

(一)基本会计政策

为了规范护理院的会计确认、计量和报告行为,保证会计信息质量,选用如下会计政策。

1.会计制度 执行《企业会计准则》《企业会计准则讲解》及其他补充规定。

2.会计年度 采用公历制,即会计年度自1月1日起,至12月31日止。

3.记账本位币 记账本位币为人民币。

4.计量属性 以权责发生制为记账原则,一般采用历史成本为计量属性,当所确定的会计要素金额符合《企业会计准则》的要求、能够可靠取得,并需要重新计量时,可采用重置成本、可变现净值、现值、公允价值计量。

5.会计核算事项 护理院发生的下列事项,应当及时办理会计手续,进行会计核算。

(1)款项和有价证券的收付。

(2)财物的收发、增减和使用。

(3)债权债务的发生和结算。

(4)资本、基金的增减。

(5)收入、支出、费用、成本的计算。

(6)财务成果的计算和处理。

(7)其他需要办理会计手续、进行会计核算的事项。

(二)会计凭证和账簿

1.原始凭证的处理

(1)原始凭证必须具备的内容:原始凭证的名称,填制凭证的日期,填制凭证的单位名称,填制人姓名,经办人员的签名或盖章,接受凭证单位的名称,经济业务的内容、数量、单价和金额。

（2）自制原始凭证（如入库单、领料单等）必须有经办人签名或盖章。凡需填写大写和小写金额的原始凭证,大写与小写金额必须相符。购买实物的原始凭证,必须有实物验收入库单;支付款项的原始凭证,必须有收款单位和收款人的收款证明及院长审批。

（3）一式几联的原始凭证,应当注明各联的用途,只能以一联作为报销凭证的,必须用双面复写纸（发票和收据本身具备复写纸功能的除外）套写,并连续编号。作废时应当加盖"作废"戳记,连同存根一起保存,不得撕毁。

（4）员工因公借款的借据记账联,必须附在记账凭证后;收回借款时,应当退还借据副联,不得退还原借款收据记账联。

（5）原始凭证发现错误或无法辨认的,不得涂改、挖补。未入账的原始凭证,应退回填制单位或填制人员补填或更正,更正处应当加盖开出单位的公章;发现有违反财经纪律和财会制度的,应拒绝受理,对弄虚作假、营私舞弊、伪造涂改等违法乱纪的,应扣留凭证,报告领导处理。已经入账的原始凭证,不能抽出,应另外以正确原始凭证进行更正。

（6）经上级有关政府部门批准的经济业务,应当将批准文件作为原始凭证附件。如果批准文件需要单独归档的,应当在凭证上注明批准机关名称、日期和文件字号。

2.记账凭证的处理

（1）填制记账凭证的依据,必须是审核无误的原始凭证或汇总原始凭证。正确填写摘要,一级科目、二级科目或明细科目,账户的对应关系、金额都应正确无误。

（2）记账凭证上应注明所附的原始凭证张数,以便查核;如果原始凭证需要另行保管时,则应加以注明。

（3）必须按照会计制度统一规定的会计科目,根据经济业务的性质,编制会计分录,以保证核算的口径一致,便于综合汇总。

（4）记账凭证填写完毕,应进行复核与检查,并按所使用的记账方法进行试算平衡。

（5）记账凭证应当连同所附的原始凭证或原始凭证汇总表,按照编号顺序排好,折叠整齐,按期装订成册,并加上封面,注明单位名称、年度、月份和起讫日期、凭证种类、起讫号码,由装订人在装订线封签外签名或者盖章。

3.凭证的审核

（1）原始凭证的审核

1）现金类：审核现金支付必须符合国家和本公司相关规定,有经办人、审核人、审批人及收款人签字,并盖"现金付讫"章;现金收款应及时足额解缴银行,不得坐支现金。已审核的现金原始凭证必须填写附件张数并在附件上加盖付讫章,以免重复报销。

2）银行类：核对从银行支付的药品款、卫材款、工程款等,手续必须齐全,必须有验收入库手续、审批人签字。

（2）记账凭证的审核

1）记账凭证所附的原始凭证必须齐全,记账凭证与原始凭证的内容相符,其金额一致。

2）记账凭证中应借、应贷账户名称必须与经济业务内容相符,账户对应关系清楚,应记金额正确。

3）记账凭证的手续完整,应填项目填列齐全,有关人员都已签章,方可入账。

4.登记会计账簿

（1）护理院财务应当按照国家统一会计制度的规定和会计业务的需要设置会计账簿。会计账簿包括总账、明细账、日记账和其他辅助性账簿。用计算机打印的会计账簿必须连续编号，经审核无误后装订成册，并由记账人员、财务科长签字盖章。

（2）财务人员应当定期对会计账簿记录的有关数字与库存实物、货币资金、往来单位或个人等进行相互核对，保证账证相符、账账相符、账实相符。

（三）会计报表

1.会计报表的编制依据　会计报表的编制遵循《企业会计准则第30号——财务报表列报》《企业会计准则第31号——现金流量表》《企业会计准则第32号——中期财务报告》《企业会计准则第33号——合并财务报表》及其应用指南的规定。

2.会计报表的内容　会计报表应当包含下列部分。

（1）资产负债表。

（2）利润表。

（3）现金流量表。

（4）所有者权益（或股东权益）变动表。

（5）现金流量表附表。

（6）报表项目注释。

3.会计报表的编制和报送

（1）会计报表的编制：会计报表应当根据登记完整、核对无误的会计账簿记录和其他有关资料编制，做到数字真实、计算准确、内容完整、说明清楚。任何人不得篡改或授意、指使、强令他人篡改会计报表的有关数字。

（2）会计报表的报送：会计报表实行逐级编制、逐级报送的管理制度，财务科应及时编制相关会计报表，经财务科长及院长签字后方可对外上报。

二、资金管理制度

为了加强资金管理，防范财务风险，建立内部资金管理岗位责任制，保证资金管理业务的有序开展，提高资金利用效率，从货币资金控制、人员岗位的控制、货币资金的监督检查等方面进行管理。

（一）现金收入管理制度

1.一切现金收入都应开具收款收据或发票。

2.除出纳人员、收费员收取现金外，其余人员一律不得收取现金，特殊情况代收的必须一天内与出纳人员结账，出纳会计在收到代收款项时，也要必须在收据上签字确认。

3.一切现金收入必须当天入账，当天送存银行，如收进的现金是银行当天停止收款以后发生的，必须在第二天送存银行。严格执行收支两条钱，不准擅自坐支现金。

4.总账会计对出纳开出收据的收款收入情况，每天检查一次。

5.财务负责人每周检查一次。

6.内控人员不定期检查。

7.每年有外部审计机构进行盘点核查。

（二）现金支出管理制度

1. 库存现金限额：库存现金一律实行限额管理，库存现金限额标准为5000元。如确因实际需求库存现金限额不足，应向领导请示后适度调整。

2. 现金开支范围：必须严格按照规定的开支范围使用现金，结算金额超过起点的，不得使用现金。现金开支范围：出差人员必须随身携带的差旅费、邮寄费、运费等零星费用等。

3. 现金支付手续：现金支出均要在预算内支付，一切现金支出都要有原始凭证，有经办人签字，经票据审批制度规定的人员审批后，出纳人员才能据以付款，收款人签收，在付款后，附件上应加盖"现金付讫"戳记，妥善保管。

4. 现金保管要求：超过库存限额以外的现金必须在下班前送存银行；库存现金一律放在保险柜内，不得放在办公桌内过夜。

5. 现金支出检查、监督：总账会计对出纳现金支出的合理性、合法性、手续及附件资料完备性、真实性，每天检查一次。

6. 财务负责人每周检查一次。

7. 内控人员不定期抽查。

（三）现金收支账务处理制度

1. 现金、银行业务的会计凭证，必须由出纳在当天制单完毕，原则上要求针对每张付款单据都要生成一张凭证，所有的记账凭证以一借多贷或一贷多借为主，由总账会计在财务系统中对其进行复核。

2. 任何财务人员不得将自己的财务软件登录密码告知他人，不得使用他人用户登录系统进行操作；系统内单据及凭证审核时，要求必须逐张进行审核，不允许使用批量审核功能。

（四）出纳日清月结的管理制度

1. 出纳办理现金收支业务，必须做到按日清理，并根据每笔原始凭证内容及时按序进行登记。

2. 清理各种现金收付款凭证，检查单证是否相符，各种收付款凭证所填写的内容与所附原始凭证反映的内容是否一致。

3. 检查每张原始凭证是否已经盖齐"收讫""付讫"的戳记。

4. 现金盘点，每日下班前，出纳必须按类别分别清点其数量，然后盘点出当日现金的实存数，将盘存得出的实存数和账面余额进行核对两者是否相符。如发现有长款或短款，必须进一步查明原因，及时进行处理。

5. 检查库存现金是否超过规定的现金限额，如实际库存现金超过规定库存限额，出纳必须将超过部分及时送存银行。

（五）出纳现金清查的管理制度

1. 为了加强对出纳工作的监督，及时发现可能发生的不法行为，确保库存现金安全完整，内控人员定期或不定期地对库存现金情况进行清查盘点。重点为账款是否相符、有无白条抵库、有无私借公款、有无挪用公款、有无账外资金等违纪违法行为。

2. 出纳每月末编制月度现金盘点表，盘点表使用统一格式，库存实际现金须写明100元、50元、20元、10元、5元、1元各几张。现金盘点必须有盘点人和监盘人同时在场，盘点完毕后盘点人和监盘人必须在现金盘点表上签字确认，确保现金日记账余额与实际库存余额相一致，也便于检查监督人员后期复核检查工作的开展。

3. 财务科长每月底应检查现金支票与转账支票的使用情况，不允许支票存在使用未记账的情况。

4. 年终放假前，财务科长组织相关人员，对库存现金进行盘点，并对财务室、收费处、保险柜、监控等安全设施进行检查。

（六）保险柜的日常管理制度

1. 为了保证财产安全和完整，必须配备专用保险柜，专门用于库存现金、银行票据、印章及其他出纳票据等的保管。

2. 必须加强对保险柜的使用管理，制定保险柜使用办法，要求有关人员严格执行。

3. 保险柜一般由财务科长授权，出纳负责管理使用，严禁将保险柜钥匙、密码交由他人代为保管。

（七）货币资金的监督检查

1. 加强对现金业务的管理与控制，内控人员重点控制收费处的收费和结算工作、票据管理、款项缴存，并核对计算机记录。

2. 经常抽查收费处和出纳现金，做好盘点记录。

3. 不定期对货币资金进行盘点核查。

4. 随机抽查银行对账单和银行日记账及调节表，核对银行实有数和相关银行账户余额是否相符。

5. 突击盘点库存现金，防范擅自挪用、借出、贪污现金。

6. 确保货币资金账账相符、账实相符。

（八）现金盘点表、银行调节表的管理

1. 现金盘点表填制要求：每月末现金盘点表的账面余额必须是当月财务系统库存现金账面余额。现金盘点表必须有财务科长、出纳和监盘人签字。

2. 盘点表的表名采用格式：账套编号＋账套名称（可简称）＋现金盘点表。

3. 银行调节表填制要求：每月初银行对账单应及时取得，银行调节表必须以银行对账单的月末数填列；银行调节表中未达数据均以明细数填列，不得以合计数填列。

4. 银行调节表的表名采用格式：账套编号＋账套名称（可简称）＋银行调节表。

5. 内控人员可定期对现金盘点表和银行调节表进行检查复核，对异常情况及时上报。

（九）支票、网银密钥、印鉴的日常管理制度

1. 财务专用章由财务科长保管。

2. 法人章、银行单据支票、电汇凭证、收据由出纳保管。

3. 网上银行付款用预申请密钥和密码由出纳保管，网上银行付款用授权密钥和密码由总账会计或财务科长保管。

4. 财务人员因公带银行印鉴外出必须向财务科长汇报，不得私自将印鉴带出。

5. 现金支票和转账支票由出纳员根据用量到开户银行购买，用完再购。设立支票领用登记簿，所有人员在领用支票时必须签名登记，凡是作废的支票必须装订在下一份正确开具支票存根的后面，以保持支票号码在凭证中的连续性，月底盘点时必须仔细复核中间是否有断号。

6. 支票的领用必须做到出纳签发、财务科长盖章，不得事先盖章备用，严防支票遗失而造成经济损失。签发支票时应严格遵守银行结算制度：不准签发空头支票、不准签发远期和过期

支票、不准支票出租、出借或转让给其他单位和个人使用、不准将支票做抵押、不准签发印鉴不全、印鉴不符的支票、不准签发与会计凭证实际内容、实际金额不符的支票。

7. 支票领用人发生支票遗失应及时与财务科联系，由财务科向开户银行办理挂失。如发生的损失无法追回，由领用人负责全额赔偿。

8. 财务部收到银行承兑汇票等有价票据，出纳要认真审核有效期，各项内容填写是否符合银行要求，拒绝接收非正规支票。

9. 统一设置登记台账，由会计进行复印并登记，相关账务处理后，出纳放入保险箱或及时送达银行入账，月末由总账会计，对票据实物进行盘点。

10. 财务科长不定期且每月不少于一次对票据、印鉴分离管理进行检查，内控人员不定期参与督查。

（十）融资管理制度

1. 护理院向银行借款，必须上报董事会，经董事长批准后方可实施，对外借款利率不得超过银行同期借款利率。

2. 护理院的融资抵押方案，必须报董事会批准方可办理相关的抵押手续。未经批准，护理院不得自行实施资产抵押，不得自行向第三方提供担保。

三、预算管理制度

（一）预算编制的原则

1. 护理院应本着收支平衡、略有结余的原则，正确处理好需要与可能的关系，分轻重缓急，科学规范编制年度计划，合理安排使用资金。

2. 实行综合预算的原则，各项收支均须纳入预算管理。

（二）预算编制的依据

根据董事会的战略发展目标，院委会组织制订本年度公司预算计划，财务科落实编制年度财务预算。

（三）预算编制的方法

1. 在上年度业务收入的基础上，充分考虑业务收入增减变动的趋势，采用增量的预算方法，合理预测影响下年度业务收入的主要因素，测算确定预算年度业务收入。

2. 在定员定岗定编的基础上，考虑人员增减变动及薪资福利调整幅度，编制人员经费预算。

3. 管理费用及公用经费，根据预算年度的工作任务，结合上一年度实际支出情况，合理编制年度公用经费支出数。

4. 其他各项支出，根据国家有关政策和本院的发展规划，本着勤俭办院的原则，根据实际情况，开源节流，增收节支，实事求是地编制费用支出预算。

（四）预算目标任务的落实

年度预算目标确定后，为了保证年度目标的实现，由院委会及财务科、人事科等相关人员组成的预算小组，对年度指标任务分解，下达到各部门及科室，并对其进行考核。

（五）预算执行分析

财务科每月对预算执行情况进行分析，找出预算执行过程中存在的问题，分析原因，上报院委会，提出采取措施的建议，以供决策层参考。

四、成本管理制度

（一）成本管理的目的

通过建立健全成本核算管理组织体系、规章制度和规范标准，增强全院人员的经济管理责任，合理改进成本核算工作流程，完善经济核算手段和方法，正确核算分析医疗和养老的服务成本，从而客观地反映经费需求，合理计划与分配服务收益，保证服务质量，减少消耗，提高效益，促使护理院更加适应市场经济条件下的长远发展。

（二）成本管理的任务

执行国家有关成本开支范围、费用开支标准和护理院的成本计划，通过经营过程中所发生的各项成本的控制、核算及分析、考核，反映护理院的经营成果，挖掘降低成本的潜力，努力降低成本。

（三）成本核算的原则

1. 合法性原则　即计入成本的费用必须符合法律规定。

2. 可靠性原则　所提供的成本信息与客观经济事项一致，不能人为提高或降低成本，且信息具有可核实性。

3. 一致性原则　要求成本核算所采取的方法前后各期必须保持一致，使各期的成本资料有统一的口径，前后连贯，互相可比。

4. 重要性原则　对成本有重大影响的项目，应做重点核算，力求精确。

（四）成本开支的范围

1. 人力成本　直接或间接为护理院的经营活动提供的各种劳务报酬，包括各类员工的工资、津贴、福利及社保等各项支出。

2. 业务活动成本　直接或间接用于医疗、康复、养老的仪器设备、低值易耗品、卫生材料、医用气体等，包括设备类的折旧费、修理费和摊销费用等。

3. 保障服务成本　包括水电费、取暖制冷费、房屋租赁使用及维修费、被服使用及洗涤费、通信使用及维修费、车辆使用费等。

4. 管理费用成本　指行政管理部门为组织和管理护理院所发生的成本费用，包括直接和间接发生的行政费用，如业务招待费、无形资产摊销费、咨询费等。

5. 财务费用　如利息支出、金融机构手续费等。

6. 销售费用　为经营活动发生的市场费、广告费等。

（五）成本的预测

1. 为适应市场发展，参与竞争，在新项目、新设备引进前，都必须进行成本预测，提出成本最优方案，减少浪费，提高经济效益。

2. 成本预测的主要内容：新项目新设备投资前，成本利润可行性预测。

3. 完成经营收入目标能达到的利润预测和成本降低额的预测。

4. 单位保本点的预测等。

（六）降低成本的计划

根据预算指标实际完成情况的分析，对成本消耗较高的项目进行重点改进，并由相关部门落实，在保证质量安全的前提下，达到降低成本的目的。

五、票据管理制度

（一）票据的种类

护理院的票据分为统一票据和专用票据两大类。

1. 统一票据是财务人员到税务局领取的发票，由财务人员保管。

2. 专用票据包括收款收据、押金收据、护理院内部结算单等。

以上票据由收费人员从财务科领取后单独保管使用。

（二）票据的领用登记

财务人员购入票据后，由辅助会计验收并建立票据台账，登记票据名称、起止号码、规格及数量，并登记领用、发放及核销的日期，领票人签字。出纳不得兼职保管或核销票据。

（三）票据的核销

1. 交回票据的存根联，辅助会计必须及时办理注销登记。核销时，辅助会计以审核后收费员已缴款的票据区间号码及日报表作为核销依据；以领用人交回的存根联为依据，并与记账联金额逐张核对。

2. 领用票据未核销的，不得再次领取。对领用人未销号完毕又开始启用新的收款票据，辅助会计要查明原因。对发生退费、作废、重制票据等情况，辅助会计要逐张审查、核对，确保收款的正确性。

（四）票据管理的相关原则

1. 出纳不得兼任票据管理员。

2. 各种票据只限于规定的业务范围中使用，不得超范围使用，不得向外单位转让、借用、代开，不得伪造票据，不得未经相关部门批准，自行销毁票据和存根。

3. 票据或存根出现遗失、短少的情况，应及时向部门领导反映，必要时应在报刊上声明作废。

4. 凡须查阅票据凭证的，无论外单位或者单位内部，必须经过正式手续，经主管领导批准，通过保管人员进行，所有票据凭证一律不得外借，如必须原件证明的，经领导同意后可提供复印件。

六、资产管理制度

护理院资产包括固定资产、库存物资等。资产管理的目的：为了准确、及时、全面掌握护理院的资产状况，使资产管理系统化、规范化，提高资产的完好率，充分发挥资产的效用，实现资产的有形保值和无形增值，防止资产流失。

（一）固定资产的管理制度

1. 固定资产的定义　固定资产指单位为经营管理而持有的，使用年限在 1 年以上的，价值达到一定标准的非货币性资产，包括房屋、建筑物、设备、器具、运输工具等，应作为固定资产管理。

2. 固定资产的分类

（1）电子设备：电脑、打印机、复印机、投影仪、服务器等。

（2）一般设备及家具：空调、洗衣机、餐车、办公桌椅、床、橱柜等。

（3）专用设备：医疗设备、康复设备、仪器等。

（4）运输设备：救护车、汽车等。

（5）建筑物：自有产权的房屋和建筑物。

3. 固定资产的归口管理　为了更好地利用固定资产，实行固定资产归口管理，加强对固定资产的维修与保养，建立岗位责任制和操作规范，按照归口管理的原则，分别如下管理。

（1）财务科应建立健全固定资产的总账及明细分类账。

（2）总务科（设备科）、信息科作为固定资产的主管部门，应建立明细台账及管理卡片。

（3）总务科（设备科）负责除电子设备外其他设备的安装、培训、修理、保养等管理。

（4）信息科负责全院电子设备及软件升级的安装培训、使用、维护修理和升级管理。

（5）各使用部门负责本部门设备的保管、使用、维护。

4. 折旧年限　根据固定资产性质在预计使用年限内，采用平均年限法计提折旧，计提固定资产折旧可以不考虑预计净残值，固定资产折旧方法一经确定，不得随意变更。

（1）固定资产按月计提折旧（表 8-1），当月增加的固定资产，当月不计提折旧，从下月开始计提折旧。

（2）当月减少的固定资产，当月仍计提折旧，从下月起不计提折旧。

（3）提前报废的固定资产，不再补提折旧。

（4）已提足折旧仍继续使用的固定资产，不再计提折旧。

表 8-1　各类资产计提折旧年限

资产类别	预计使用年限	净残值
电子设备	3 年	0
一般设备及家具	5 年	0
专用设备	5～8 年	0
运输设备	4～5 年	0
建筑物	20 年	0

5. 设备使用

（1）各固定资产使用部门负责本部门的设备管理工作，应设置专职或兼职的设备管理员，每台设备要明确使用、保管、维护的责任者。

（2）建立设备技术档案和使用情况报告制度。

（3）严格执行技术操作规程和维护保养制度，确保设备的完好、清洁、润滑和安全使用。

（4）建立固定资产明细账，固定资产的领用、调出、报废必须经护理院资产归口管理部门审定，由院长批准。未经批准，不得擅自调动、报废，更不能自行外借和变卖。

（5）根据财务制度的要求定期组织固定资产的盘点，做到账、卡、物相符。

6.固定资产的购进、验收、领用管理

（1）各部门购置固定资产必须提前向院部提出申请，院委会组织相关人员考察论证，报董事会批准后，由采购部门按流程购置。

（2）采购设备到院后，由相关部门开箱检查、验收，设备安装完毕后办理领用手续，资产管理部门同时建立固定资产卡片，并交付使用部门。

（3）基本建设项目完工时，由基建管理部门办理"基建项目完工单"，审计部门审核、报院长审批后财务科入账核算。

7.资产盘点管理

（1）为了保护固定资产的安全与完整，各部门必须对固定资产进行定期清查、盘点，以掌握固定资产的实有数量，查明有无丢失、毁损或未列入账的固定资产，保证账实相符。

（2）固定资产每年至少清查一次，遇有下列情况，应当对有关固定资产进行全部或部分的临时清查。

1）直接经管固定资产的人员调动工作。

2）因机构、业务变动，办理财产交接。

3）固定资产发生非常损失事故。

4）项目负责人根据工作需要决定进行的临时抽查。

（3）根据固定资产清查的范围和任务，成立由资产管理部门、财务科、使用部门、技术人员和实物保管人员参加的清查小组。组长由分管固定资产的院领导担任。

（4）对固定资产进行清查前，财务科必须检查有关财产增减变动的凭证是否齐全，如有尚未入账的会计事项，应当及时入账，主动与固定资产管理、仓库及其他有关部门核对各项固定资产的收、付记录，做到清查前账目相符。

（5）固定资产清查应当逐一点清实物，包括查明固定资产的实有数与账面结存数是否相符，固定资产的保管、使用、维修、报废和转让等情况是否正常等。发现没有入账的固定资产，应当查明原因，及时入账。在清查中发现毁损情况，应当查明毁损的程度、原因和责任以后，在清查表内加以注明，并提出处理意见。对租赁、代管的固定资产，都应当进行清查，并分别填制清查表。

（6）对固定资产清查以后，根据清查的结果填制清查表。清查表经过审核无误以后，由参与清查的人员和经管财产的人员共同签名盖章。清查表应当由资产管理部门留存一份，送交财务科一份。

（7）财务科根据清查表格与固定资产账簿记录进行核对。如发现盘存数与账面数不一致时，应及时查明原因，必要时进行复查或由经管财产的人员做出书面报告。

（8）对清查出的固定资产短缺和溢余，经查明核实后，经资产清查小组审核，报院领导集体研究。财务科根据审查核实后的清查表和审批意见，按照会计制度的规定，做账务的调整，使账实相符。

8.资产报废管理

（1）需报废的固定资产：已到使用寿命又无修复价值的、因遭受意外灾害不能继续使用的、不能动迁的设备因房屋改造或性能改变必须拆除的或因技术进步而被淘汰的固定资产。

（2）大型设备需要申请报废的，还需由专业维修部门进行确认，经护理院院长审核签字后方可报废。固定资产报废申请单由实物使用部门填写。

（3）凡经批准报废的固定资产不能继续在科室使用，相应的管理部门与使用部门要及时作价处理，处理后的固定资产由设备管理部门和使用部门一起办理固定资产的注销手续，对外处理报废固定资产时由设备管理部门提出处理意见，院长批准，变价收入上交财务科入账。

（4）报废资产账务处理：财务科接到书面报废单后，应根据报废单上的设备编号对应账套内的设备编号相符后进行销账。

（二）库存物资的管理

库存物资是指护理院为开展医疗养老服务及其他活动而储存的低值易耗品、卫生材料、药品、其他材料等物资。

1. 库存物资要按照"计划采购、定额定量供应"的办法进行管理。

2. 合理确定储备定额、定期进行盘点，年终必须进行全面盘点清查，保证账实相符。

3. 对于盘盈、盘亏、变质、毁损等情况，应当及时查明原因，根据管理权限报经院长批准后及时进行账务处理。

4. 低值易耗品实物管理采取"定量配置、以旧换新"的管理办法。

5. 低值易耗品实施一次性摊销。

七、税务申报管理制度

护理院的财务科长为纳税申报的责任人。

（一）纳税申报标准

1. 纳税申报是在纳税义务发生后，纳税人按期向征税机关申报与纳税有关的各类事项的一种制度，是公司履行其相关义务的法定程序。财务科必须在法律、行政法规规定或者税务机关依照法律、行政法规的规定确定的申报期限内办理纳税申报，报送纳税申报表、财务会计报表及税务机关根据实际需要要求纳税人报送的其他纳税资料。

2. 负有扣缴义务的护理院也必须在法律、行政法规规定或者税务机关依照法律、行政法规的规定确定的申报期限内报送代扣代缴、代收代缴税款报告表及税务机关根据实际需要要求扣缴义务人报送的其他有关资料。

（二）纳税申报范围

根据税法的规定，医疗养老的相关服务免征增值税。熟悉了解相关的法律法规，按规定代扣代缴个人所得税，以及申报企业所得税等，并做好汇算清缴工作。

（三）纳税申报要求

根据税务规定，每月按时申报及缴纳税收。

八、会计轮岗制度

（一）内部牵制制度

1. 现金、空白支票及有价证券必须由出纳经管。

2. 出纳不得兼任稽核、会计档案保管和收入、支出、费用、债权、债务账簿的登记工作。

3. 单位在银行的预留印鉴不得由同一人员保管。

（二）会计工作实行回避制度

1. 与护理院负责人为夫妻关系、直系血亲关系、三代以内的旁系血亲及近姻亲关系的人员，不得在本单位任会计部门负责人、会计主管和出纳。

2. 与会计部门负责人、会计主管和出纳有夫妻关系、直系血亲关系、三代以内的旁系血亲及近姻亲关系的人员，不得在本单位从事会计工作。

3. 会计人员办理经济业务事项，本人应当在该事项的会计核算中予以回避。

（三）会计人员轮岗制度

1. 财务科重要岗位每 3 年实行轮岗一次，工作需要、特殊情况随时个别调整。

2. 对不认真履行会计职责或其他原因不适合从事会计工作的人员，暂令其待岗，经学习、培训及考核仍不胜任会计工作的，令其调离会计工作岗位。

3. 会计人员无正当理由，拒不轮岗交流的，调离会计工作岗位。

九、财务档案管理制度

（一）财务档案管理部门

1. 财务科负责财务档案工作的管理。

2. 财务科指定专人负责在专门地点保管档案，保管地点应具备完善的防潮、防霉、防蛀、防火、防盗等条件。

3. 财务科必须建立档案的立卷、归档、保管、查阅等管理制度，保证档案妥善保管、有序存放、方便查阅、严防毁损、散失和泄密。

（二）财务档案的范围

1. **财务档案**　包括财务会计档案，管理报表档案，合同等。

2. **财务会计档案**　包括会计凭证，含外来的和自制的各种原始凭证、原始凭证汇总表、记账凭证，银行存款（借款）对账单及余额调节表等；会计账簿，含总账、明细账、日记账、各种辅助登记台账等；辅助登记台账，含付款台账、固定资产台账、低值易耗品台账、支票领用台账、收据领用台账、往来对账单汇总表、发票登记簿；财务报告，含月、季、年度会计报表，报表附注及财务情况说明书；其他会计核算资料，凡与会计核算紧密相关的，由会计部门负责办理的有参考价值的数据资料，含各类工程结算书、审计报告、年度税务汇算清缴资料。

3. **管理报表档案**　主要包括全面预算、各类经营情况分析等。经营情况分析包括全面预算执行情况、财务分析等。

4. **合同**　财务应该保存各类重要合同的副本或复印件，包括工程、采购、借款等合同。

（三）档案的整理

1. 月度或会计年度终了后，将装订成册的档案进行整理立卷，将各卷按顺序编号。

2. 除财务系统或其他系统记录的文档外，其他通过电子形式记录的文档必须整理保存电子文档。

3. 会计法规、制度规定的会计凭证、账簿、报表等必须保存纸质文档。

4. 用手工记录或书面呈送的资料可以只保存纸质文档。

（四）财务档案的保管

1. 会计凭证、账簿、报表等会计档案在会计年度终了后，可暂由财务科保管 1 年期的资料，期满后必须移交院档案管理部门保管，其他档案可以由财务科保管。

2. 存放档案管理部门的财务档案由档案管理人员负责档案的整理、立卷、保管、调阅、销毁等一系列工作。

3. 存放财务科的档案由财务科长指派相关人员进行管理。

4. 机构变动或档案管理人员调动时，应办理交接手续，由原管理人员编制财务档案移交清册，将全部案卷逐一点交，接管人员逐一接收，档案管理负责人负责监交。

（五）财务档案的借阅使用

1. 财务科建立会计档案借阅登记清册，详细登记财务会计档案的借阅情况。其他财务档案的借阅由财务科长根据重要性确定借阅规定。

2. 凡需要借阅会计档案人员，须经财务科长或院长批准后，方可办理调阅手续。借阅会计档案人员，不得在案卷中标画，不得拆散原卷册，更不得抽换。借阅会计档案，不得将会计档案携带出外。

3. 需要复制会计档案的，须经财务科长或院长批准后方可复制。

（六）财务档案保管期限

财务档案的保管期限（表 8-2）分为两种情况，其中会计档案按照财政部《会计档案管理办法》的规定执行，国家法律规范没有规定的按照公司的制度执行，电子档案有条件的永久保存。

表 8-2　财务档案保管年限

序号	档案名称	保管期限	备 注
一	会计凭证类		
1	原始凭证	30 年	
2	记账凭证	30 年	
3	汇总凭证	30 年	
二	会计账簿类		
4	总账	30 年	包括日记账
5	明细账	30 年	
6	日记账	30 年	
7	固定资产卡片		固定资产报废清理后保管 5 年
8	辅助账簿	30 年	
三	财务报告类		包括各级主管部门汇总财务报告
9	月度、季度、半年度财务报告	10 年	包括文字分析
10	年度财务会计报告	永久	包括文字分析

续　表

序号	档案名称	保管期限	备　注
四	其他类		
11	财务档案移交清册	30 年	
12	财务档案保管清册	永久	
13	财务档案销毁清册	永久	
14	银行余额调节表	10 年	
15	银行对账单	10 年	
五	管理报表类		
16	全面预算	10 年	
17	管理报表	10 年	
18	全面预算执行经营情况分析	10 年	

十、财务报销制度

（一）差旅费报销规定

1. 差旅费报销标准（表 8-3）

表 8-3　交通费报销标准分类

职位 ＼ 项目标准	火车	飞机	其他
院长助理及以上人员	软卧	经济舱（双程）	据实报销
主任助理（部门经理助理）及以上人员	硬卧	经济舱（单程）	据实报销
其他人员	硬卧		据实报销(不含出租车费)

说明：出差路途较远或任务紧急，经院长批准可乘飞机（经济舱），机票原则上由办公室统一订购

2. 住宿标准（表 8-4）

表 8-4　住宿费报销标准分类

地区 ＼ 职务标准	院长助理以及上人员（元／天）	主任助理（部门经理助理)及以上人员(元／天)	其他人员（元／天）
省辖市及以上城市	500	350	300
省辖市以下城市	400	300	200

说明：住宿费按规定标准据实报销，高于标准的费用由本人承担；低职务者随行高职务者，适用高职务者标准，据实报销；同性别出差合并住一间房，住宿费不得相加；护理院安排在签有协议的宾馆住宿，按协议标准予以报销。董事会成员据实报销

3. 出差补贴　在外出差的，按 30 元 / 天伙食补贴，若对方单位安排就餐的，不再补贴。途中补助的计算天数按照车票出发和返回时间计算，出发当天和返回当天只计算 1 天，即算头不算尾。

（二）费用审批及审批权限

1. 出差借款标准（表 8-5）

表 8-5　出差借款标准

借款人	借款金额	审批人
部门经理及以上人员	1 万元及以下	院长
其他人员	5000 元及以下	院长

说明：超过院长权限的由董事长审批

2. 临时性借款

（1）1 万元以下，由本人填写《借款单》，科室主任（部门经理）证明，院长审批后到财务科办理借款手续。

（2）1 万元以上的除上述程序外还需董事长审批。

（3）个人开会、学习、培训、出差等借款，在结束返回 1 周内，结清借款，如有特殊原因，原则上不超过 1 个月。

（三）工资发放

工资表的编制、审核由人事部管理。在规定标准内由护理院院长审批，超过规定由董事长审批，财务科组织发放。

（四）其他费用

1. 院长的一切费用由董事长审批。

2. 董事的差旅费及董事会会费等，由董事长审批。

3. 职工的节日福利支出由院工会（或办公室）提出申请，经院长审核后报董事长审批。

4. 员工的午餐补贴及外来工作人员就餐费，由办公室统一按规定审批后办理报销手续。

十一、物价管理制度

根据《中华人民共和国消费者权益保护法》的规定精神，护理院有义务向患者提供医疗服务项目内收费责任追究制，对举报属实的乱收费行为，要落实经济责任，与绩效考核挂钩。

十二、会计交接制度

1. 会计人员岗位调动或因故离职，必须与接管人员办理交接手续，没有办清交接手续的不得离职。

2. 会计人员调动前，必须将本人所经管的会计工作在规定期限内，全部移交清楚。接收人员应认真接管移交的工作，并继续办理移交的未了事项，移交后如发现原经管的会计业务有违反财会制度和财经纪律等问题，仍由原移交人负责。

3. 会计人员办理移交手续前，必须做好以下各项工作。

（1）经受理的经济业务应填制会计凭证完毕。

（2）未登记的账目应登记完毕，并在最后一笔余额后加盖印章。

（3）移交的各项资料中，须对未了事项写出书面材料。

（4）编制移交清册，列明应该移交的凭证、账表、公章、现金、支票簿、文件资料和其他物品的内容。

（5）一般会计人员交接由财务科长负责监交；财务科长交接由院长监交。

十三、财务电子信息化管理制度

1. 实行财必须符合护理机构信息系统基本功能规范的要求。

2. 应用专门的授权模块，明确岗位的职责、权限，确保软件开发与系统操作、系统操作与维护、档案保管等不相容职务相互分离，合理设置岗位，加强制约和监督。

3. 财务电子信息系统凡涉及资金、物资、收入、成本费用等方面内容的，其功能、业务流程、操作授权、数据结构和数据校验等事项必须符合财务会计内部控制的要求。

4. 收费系统必须符合护理机构信息系统基本功能规范的要求

（1）实时监控收款员收款、交款情况。

（2）提供至少两种不同的方式统计数据。

（3）系统自动生成的日报表不得手工修改。

（4）预交款结算校验。

（5）票据稽核管理。

（6）欠费管理。

（7）价格管理。

（8）退款管理。

5. 加强财务电子信息系统的应用控制。建立用户操作管理、上机守则、操作规程及上机记录制度。加强对操作员的管理，实行操作授权，严禁未经授权操作数据库。监控数据处理过程中各项操作的次序控制，数据防错、纠错有效性控制，修改权限和修改痕迹控制，确保数据输入、处理、输出的真实性、完整性、准确性和安全性。

6. 加强数据、程序及网络安全控制。设置和使用等级口令密码控制，健全加密操作日志管理，操作员口令和操作日志加密存储，加强数据存储、备份与处理等环节的有效控制，做到任何情况下数据不丢失、不损坏、不泄露、不被非法侵入；加强接触控制，定期监测病毒，保证程序不被修改、损坏，不被病毒感染；采用数据保密、访问控制、认证及网络接入保密等方法，确保信息在内部网络和外部网络传输的安全。

7. 实行财务电子信息档案管理，加强文件储存与保管控制。数据要及时进行双备份，专人保管，并存放在安全可靠的不同地点。

十四、债权债务管理制度

1. 单位债权主要内容

（1）应收账款：经营过程中应收长者费用及医保中心费用。

（2）预付账款：按照购货合同的规定，预先支付给供应单位的货款。

（3）其他应收款：除应收账款、预付账款等以外的其他各种应收及暂付款项。

2. 单位债务主要内容

（1）应付账款：是企业购买材料、商品和接受劳务供应等应支付的款项。

（2）预收账款：企业向长者预收费用。

（3）其他应付款：经营业务以外发生的应付、暂收款项。

3. 财务科负责清算、催收各种款项。定期（按月或季）与往来单位进行核对，发生差错应及时查明原因，进行账务处理，年终应填制对账单，由往来单位书面确认。

4. 已确认无法收回的款项根据坏账确认的条件转作坏账损失，坏账的确认条件如下。

（1）债务人死亡，其财产确实不足清偿的应收账款。

（2）因债务人破产，其剩余财产不足清偿后的应收账款。

（3）债务人逾期未履行偿债义务，已超过 3 年仍不能收回的应收账款。报管理层决定是否处理。

5. 建立健全债权、债务往来账目，并按经济业务内容或单位（个人）建立各类往来明细账，确保往来账目真实、准确与完整。

6. 及时掌握和了解各类债权、债务的增减变动情况，认真负责地做好往来账目的核对工作，避免账目串户。

7. 基建工程上的往来款项（包括对内、对外的往来款）应于每期工程完工后及时清理，确保工程造价的合理性和完整性。

（帅晓建）

第 9 章

护理院医疗告知

第一节 概 述

一、定义

医疗告知是指医方在医疗过程中应当向患者、患者家属或有关人员如实告知病情、治疗措施、医疗风险等于患者诊治有关的内容，属于法律义务。

二、医疗告知的目的和意义

（一）使患者充分知情后做出自愿、合理的选择

患者是医疗活动的决定者，但患者往往处于被动的地位，要使患者做出正确、合理且自愿的决定，往往依赖医务人员提供的信息和建议。医务人员在履行告知义务时，医疗信息的沟通交流增加医疗活动的透明度，保障患者及其家属充分了解所患疾病的严重程度及预后情况，增加对疾病所带来风险的认识，使患方做出合理的选择，在治疗中积极配合，取得最大限度的治疗效果。

（二）使患者充分理解风险，达到风险共担

通过医患之间充分的沟通交流，使患者充分理解医疗行为的目的和风险，自愿签订治疗知情同意书，达到主动承担医疗风险的目的。

（三）医务人员履行告知义务是保证医疗行为合法性的前提

《中华人民共和国侵权责任法》《中华人民共和国执业医师法》《医疗机构管理条例》《医疗事故处理条例》等明确规定了医务人员的告知义务是法定义务。医务人员认真履行告知义务是保证医疗行为合法性的前提，是依法行医的重要表现，是尊重患者知情的权利，也是防范医疗纠纷的措施之一。

（四）便于医疗机构及医务人员接受患者监督

监督是一种威慑力，透明和规范是监督的基础，医疗告知是增加医疗过程透明度的一个重要途径，在患者监督与约束状态下，医疗活动变得规范，向好的方向健康发展，这对保护患者合法权益，提高医疗服务质量具有十分重要的意义。

第二节 医疗告知义务的法律规定

医疗告知义务是指法律义务，指依照法律或依照约定应当履行的职责，它表现为赋有义务的主体必须做出一定的行为或者不得做出一定的行为。义务可以根据法律的直接规定产生，也可以根据当事人之间的约定产生。义务的负担者是义务人，义务的要求者或受益者是权利人，为了保障现实存在的义务能够切实得到有效履行，法律规定了相应的保障制度，使未依法或依约履行义务的人员承担一定的法律责任。这种法律责任包括民事责任、行政责任和刑事责任。

一、医疗告知义务是合同法要求的义务

患者到护理院就医治疗，与护理院形成了医疗服务合同关系，医疗服务合同是合同法中的一种，并受合同法约束。对于合同的双方都应该尽职尽责地履行自己的义务，任何一方的违约都会给另一方造成一定的损失。我国的《合同法》第 60 条规定："当事人应当按照约定全面履行自己的义务。"在医疗服务合同中，医疗机构对患者的告知义务，是必须履行的义务，医疗机构对患者的告知义务是有别于其他行业的，患者只有通过医疗机构的告知，才能对自身的健康状况做出初步判断，并进一步做出选择诊疗方案的计划。

二、医疗告知义务是一种法定的义务

1.《中华人民共和国执业医师法》第 26 条规定："医师应当如实向患者或者其家属介绍病情，但应注意避免对患者产生不利后果。""医师进行试验性临床医疗，应当经医院批准并征得患者本人或者家属同意。"

2.《医疗事故处理条例》第 11 条规定："在医疗活动中，医疗机构及其医务人员应当将患者的病情、医疗措施、医疗风险等如实告知患者，及时解答其咨询；但是应当避免对患者产生不利后果。"

《医疗事故处理条例》第 56 条第一项规定：未如实告知患者病情、医疗措施和医疗风险的，由卫生行政部门责令改正；情节严重的，对负有责任的主管人员和其他直接责任人员依法给予行政处分或者纪律处分。

3.《医疗机构管理条例》第 33 条规定："医疗机构实施手术，特殊检查或者特殊治疗时，必须征得患者同意，凡应当取得其家属或者关系人同意并签字；无法取得患者意见时，应当取得家属或者关系人同意并签字；无法取得患者意见又无家属或者关系人在场，或者遇到其他特殊情况时，经治医师应当提出医疗处置方案，在取得医疗机构负责人或者被授权负责人员的批准后实施。"

4.《医疗机构管理条例实施细则》第 62 条规定："医疗机构应当尊重患者对自己的病情、诊断、治疗的知情权利，在实施手术、特殊检查、特殊治疗时，应当向患者做必要的解释，因实施保护性医疗措施不宜向患者说明情况的，应当将有关情况通知患者家属。在进行手术、特殊检查、特殊治疗时要求医疗机构向患者做必要的解释，并且取得患者或家属的'同意'，而且'同意'必须采用签字这一方式来进行。"

综上所述，医疗机构的告知义务是一种法定的义务，把医疗机构的告知义务规定为一种法定的义务，主要是因为医疗行为具有较高的风险性，对人的生命、身体健康具有不同程度的侵害，只有使患者的知情权得到充分有效的保障，患者才对其医疗行为认可，才能使医疗行为的

合法性得到保障。

值得注意的是，并不能以医务人员履行了告知义务，患方签订了知情同意书，医方就可以为自己的错误免责，关键仍要看诊疗行为本身有无过错，医务人员是否尽到了应尽的各项义务。

第三节　医疗告知义务的法律责任

近年来，医疗纠纷呈逐年上升的态势，在众多医疗纠纷中，医患沟通不足、告知不当是引发医疗纠纷的重要因素。护理院是医疗机构，法律、法规既然比较明确地规定了医疗机构的告知义务是法定的义务，义务就要履行，不履行义务就要承担相应的法律责任。

一、判断医疗机构的行为是否违法

判断医疗机构的行为是否违法，主要看医疗机构的告知是不是进行了充分有效的告知行为。充分的告知义务，是对他人的人格尊严、自由、生命等权利的尊重，与宪法的基本原则一脉相承，充分告知的判断标准包括两方面。

（一）告知检查与诊断

在现有的医疗科学技术水平下，医生对患者的身体状况所进行的检查与诊断，该检查与诊断作为医疗机构有义务向患者做出具体说明。

（二）告知必须完全、充分、及时

1. 完全、充分的告知　包括患者的病情、手术名称、其他可供选择的办法、手术的目的效果、可能发生的风险、不良后果、预防措施、应急方案等。如果医生向患者告知的信息不全或患者没有充分理解，由此造成重大的不良后果，被视为医疗机构未尽告知义务。

2. 及时的告知　包括在本医院的医疗水平不能达到当前专科医院一般水平的情况下，有告知患者及时转诊的义务，不履行此义务或因迟延履行告知给患者造成损害的，可构成缔约过失责任。

综上所述，无论是未履行告知义务还是未履行充分的告知义务，或者错误告知，或者迟延履行告知义务等都会对患者的现实利益，或期待利益造成不同程度的损害，是对告知义务的未尽谨慎与勤勉的违反。医疗机构只有充分认识到告知义务的重要性，才能更好地保护自己的切身利益，也能够保护患者的合法权益，从而促进医患关系的改善，减少医疗纠纷的发生。

二、医疗机构违反告知义务承担的责任

（一）行政责任

对负有责任的主管人员和其他直接责任人员依法给予行政处分或纪律处分。

（二）民事责任

医方违反告知义务，往往同时侵犯了患者的知情选择权利，甚至进而给患方造成了实际的人身及财产损害，构成民事侵权，如此，医疗机构及其医务人员还应对造成的损害承担相应的侵权责任。

（三）刑事责任

如果确因不履行告知义务，导致患者重大人身损害造成医疗事故，情节严重构成医疗事故罪的，有关责任人员还应承担刑事责任。

三、告知义务的免除

并不是所有的医疗活动都必须向患者告知，下述特殊情形下，法律应承认免除医师的告知义务。

1. 医疗行为的危险性极其轻微，而且发生的可能性极小，没有告知的必要。

2. 情况紧急为抢救患者而无法告知。

3. 依法律给予医师强制诊疗的权限，如法律规定的对法定传染病（如活动性肺结核、新型冠状病毒感染等）采取的强制治疗措施。

4. 若告知可能给患者带来不良影响，可暂时不向患者本人说明，而通知患者家属，并应在病程中如实、详细记录，签字。

5. 由于老年人的体质特殊，无法预测的病情变化或不能控制的意外情形所导致的危害结果。

6. 患者自愿放弃接受医师告知。

四、医疗告知与医疗事故

（一）告知在医疗事故鉴定中的地位

《中华人民共和国执业医师法》《医疗机构管理条例》等法律法规规定患者享有与自身疾病相关的知情同意权。因此，告知义务是医务人员在医疗执业过程中必须承担的一项法定义务。医务人员不依法履行，不正确履行法定的告知义务，将要承担相应的责任。

（二）告知在医疗事故鉴定中的作用

1. 是判断医疗机构是否侵犯患者知情同意权的客观依据，在鉴定实践中，一般认为，如医方能够举证医务人员针对患者的具体情况实施了告知，就应认定医方没有侵犯患者的知情同意权，否则，应认定医方存在侵权行为。

2. 是判断医疗机构及其医务人员是否存在医疗过失的证据。

第四节　医疗告知的形式和内容

一、告知的形式

通常有口头告知和书面告知，医疗告知遵循的基本原则：及时、客观、全面、准确、规范、通俗易懂。

（一）口头告知

是针对操作简单、无严重并发症或并发症发生率低的有创检查和治疗，向患者交代检查和治疗的意义，并征得同意后，可以不履行书面告知手续，如周围静脉穿刺、肌内注射等。

（二）书面告知

是针对操作过程较为复杂、有可能发生严重并发症或并发症发生率较高，以及治疗后果难以准确判定的有创检查和治疗，必须履行书面知情同意手续。

1. 实施各类手术、有创检查和治疗。

2. 输注血液及血液制品。

3. 实施麻醉。

4. 开展新业务、新技术。

5. 实施临床试验性治疗。

6. 术中冷冻切片快速病理检查。

7. 对患者实施化疗、放疗治疗等。

8. 在急诊或病情危重、处于抢救状态下，患者或其亲属要求终止治疗、出院、转院等。

9. 手术中需要临时改变方案等。

二、医疗告知的内容

医疗告知的最终目的在于患者对医疗措施，医疗风险的理解，并自主做出是否同意的选择和决定，医疗告知内容的范围不可能有一个统一的标准。临床中，什么情况下告知？告知的具体内容是什么？我国目前的法律和医疗护理常规没有明确的规定，要善于根据诊疗的不同阶段及时地把有关信息告知患者。

（一）入院告知（表9-1）

1. 护理院的基本情况，包括机构状况、服务项目、生活设施、医疗护理、生活安排、收费价格及家属或授权委托人（表9-2）配合等事宜。

2. 入院后 3 天内告知老年人的诊断、目前病情、治疗护理方案、预后。

（二）特殊检查（表9-3）

因病情需要所必需的检查项目和特殊检查，需告知患者家属及委托人，讲明检查的目的、意义和检查中可能的意外。

（三）特殊治疗和护理

1. 主要指特殊药物（如限制类以上抗生素、精神类药物等）、营养支持、输血及鼻饲（表9-4）、留置静脉输液、保留导尿（表9-5）及康复治疗（表9-6）等操作中，可能的意外，以及因病情需要请会诊。

2. 存在多种疗法时，应告知各种疗法的优劣利弊，哪种疗法最适合患者及选择该疗法的理由，临床医师应结合患者的实际情况提出合理化建议。

3. 患者拒绝实施某些诊疗手段的后果（表9-7），如对疾病诊断、治疗的最佳时间等。

（四）转院、出院

1. 转院　因病情需要转院，应及时联系转诊医院、签署转院单，并及时告知家属或委托人，如拒绝转院者，需告知风险，患者或其家属签名认可。

2. 出院　应签署出院单，告知患者及其家属出院时的病情、注意事项、联系方式及随访事项。自动转院或自动出院者（表9-8），家属或委托人应签名认定，并保持必要联系。

（五）病情危重或发生意外

病情发生危重或出现意外，应立即进行抢救并及时通知家属、交代病情，告知可能预后，危重老年人应签发病危通知书（表9-9），发生意外应分析原因，如实告知。患者死亡后，应告知死亡时间和原因，签署死亡通知书。

（六）医疗保护性约束

因病情出现自残或危害他人安全行为者，需采取医疗保护性约束，应进行告知取得家属或委托人同意，如家属或委托人拒绝，可动员患者出院。

（七）费用告知

1. 每日应告知一次费用清单，出院应告知全部费用清单。

2. 可能发生的较大费用，以及是否属于基本医疗保险（表9-10）、公费医疗报销范围。

（八）护理告知

履行护理告知义务既是护理人员的法定义务，也是凝结知识、技术、爱心的一门沟通艺术，是防范和减少医疗事故、工作差错的一项不可忽视的基础性工作。

1. 入院护理告知内容　一般患者的入院告知内容包括介绍病区环境、规章制度、负责医生和护士、科室主任查房、活动时间及范围等。急症、危重患者的入院护理告知，内容包括对家属及其护送人员口头告知病情变化及用药治疗、护理等方面的情况，危重症患者实行特别护理，告知患者家属特别护理的原因和目的，以取得家属的配合。

2. 出院护理告知内容　出院前向患者或其家属讲解如何办理出院手续，医生决定患者出院日期，要通知家属做好准备，责任护士进行出院指导，交代出院后注意事项。

3. 护理操作的告知内容

（1）生活护理告知事项：生活护理告知内容广泛，护理人员在操作中一般只进行口头告知。

（2）治疗护理告知事项：①清洁、舒适及安全护理：机体的清洁，达到促进康复的目的，防止发生坠床，使用保护具的目的、意义；②更改药或停药及某些药物不良反应的表现等，应及时告知患者；③向患者及其家属告知输液、输血的目的，在输液过程中应该严格控制滴速，护士应向患者说明原因。

（3）特殊护理操作前的告知内容：①灌肠；②导尿，导尿是为尿潴留患者解除痛苦；③洗胃。

（4）留取检验标本时应告知的注意事项：①血液标本；②尿标本；③大便标本；④痰标本。

三、医疗告知的注意事项

1. 讲究语言艺术，注意说话的语态和口气，对患者要和蔼、亲切，表达出医务人员的同情心。避免"没事""不可能""一定会"等不负责任，或不确定的话。

2. 医学的专业性强，医师在履行告知义务时，应根据患者的受教育程度，将专业术语转化为通俗易懂的语言，使患者易于理解，避免因患者的不理解而可能产生的医疗纠纷和不良情绪。

3. 选择适当的时机，以避免对患者的疾病治疗和康复产生不良影响。如恶性肿瘤的患者，在明确诊断后，一般应首先向其家属如实告知，再根据其家属的意见或本人的要求，采取适当的方式告诉患者本人。

4. 告知时要注意保护患者的隐私权利，对于在医疗活动中获知的患者隐私，未经患者本人同意，不得向他人泄露，包括患者的配偶、父母、子女。

5. 医疗机构及医务人员应当全面、真实、准确、客观地履行告知义务，不能有所保留或选择，不宜带有倾向性，应当由患者或其家属在医务人员的帮助下自主做出选择，切忌误导或不适合地影响患者。

第五节　医疗告知与各类知情同意书的实施

医疗机构的告知义务与患者享有的知情同意权是相对应的，在医疗机构，医疗告知主要是医务人员，通过各类知情同意书来实施，知情同意书是医疗告知的主要表现形式。

1. 经治医师或主要实施者必须亲自使用通俗语言向患者或其近亲属、法定代理人、关系人告知患者的病情、医疗措施、目的、名称、可能出现的并发症及医疗风险等，并及时解答其咨询。

2. 知情同意书必须经患者或其近亲属、法定代理人、关系人签字，医师签全名。非患者本人签署的各类知情同意书，由患者近亲属或其法定代理人、关系人签字的，应提供授权人的授权委托书、有效身份证明及被委托人的身份证明，并提供有效身份证明的复印件。其授权委托书及有效身份证明的复印件随同知情同意书归入病历中保存。

3. 无民事行为能力人或者限制民事行为能力人的患者，由其近亲属、法定代理人、关系人签署各类知情同意书，必须提供其近亲属、法定代理人、关系人的身份证复印件并注明与患者的关系。未满 18 周岁的未成年人由其法定监护人签署的各类知情同意书，必须提供身份证复印件并注明与未成年患者的关系。

护理院中常用的一些术语，例如，监护人、近亲属、关系人，根据我国民事法律及卫生法律法规的有关规定，监护人、近亲属和关系人分别是指以下。

（1）监护人

1）未成年人的监护人

①未成年人有父母的，是其父母。

②未成年人的父母已经死亡或者没有监护能力的，由以下有监护能力的人担任监护人：祖父母、外祖父母；兄、姐；关系密切的其他亲属、朋友愿意承担监护责任，经未成年人父母的所在单位或者未成年人住所地的居民委员会、村民委员会同意的。

③对监护有争议的，由未成年人父母所在单位或者上述居民委员会、村民委员会从中指定或者在提起诉讼后由人民法院指定。

④如果没有前述人员担任监护人，由未成年人的父母所在单位或者上述居民委员会、村民委员会或者民政部门担任。

2）精神病患者的监护人：无民事行为能力或者限制民事行为能力的精神患者，由下列人员担任监护人。

①配偶。

②父母。

③成年子女。

④其他近亲属。

⑤关系密切的其他亲属、朋友愿意承担监护责任，经精神患者的所在单位或者住所地的居民委员会、村民委员会同意的。

⑥对监护有争议的，由精神患者的所在单位或者上述居民委员会、村民委员会从中指定或

者在提起诉讼后由人民法院指定。

⑦如果没有前述人员担任监护人，由精神患者的所在单位或上述居民委员会、村民委员会或者民政部门担任。

（2）近亲属：近亲属是指配偶、父母、子女、兄弟姐妹、祖父母、外祖父母、孙子女、外孙子女。上述人员担任立同意（志愿）书人必须具有完全民事行为能力。

（3）关系人：关系人是指监护人、近亲属以外的与老年人本次就医有一定关系的同事、朋友及其他人员、组织。

4. 知情同意书一式两份，医患双方各执一份。医疗机构应将其归入病历中保存。

第六节　医疗告知与知情同意文书范本

医疗告知与知情同意文书范本见表 9-1～表 9-10。

表 9-1　入院告知书

姓名：	性别：	年龄：	科别：	住院号：

尊敬的老人、老人家属或老人的法定监护人、授权委托人：

您好！首先欢迎您入住我院，感谢您对我院的信任和支持。

现将住院老人须知通知您，希望得到您的理解和配合，让我们共同创造一个温馨的环境，使您早日康复。

您享有的权利和应履行的义务：

一、在我院就诊中您享有的权利

1. 您享有医疗救治、护理、预防保健服务的权利。

2. 您享有知道疾病诊断、病情进展、医师建议的治疗方案、费用、相应风险、疗效及预后的权利，医护人员会将有关情况向您说明，如您有不明之处，请及时提出请医护人员解答。您对医生提出的诊断及治疗方案享有选择权和决定权。

3. 您身体出现不适或需要帮助时，请使用床头呼叫器呼叫医护人员，或者通过其他方式通知护士站，我们将及时为您提供医疗、护理服务。

4. 您可以书面委托具有民事行为能力的人作为您的代理人，代您行使相关的知情同意权利和诊疗选择决定权利。

5. 您有权利复印法律规定范围内的病历资料。

6. 我院尊重您的隐私权，您可以要求医生对您的病情进行保密。

7. 我院规定，工作人员不得收受"红包"，请您监督，如有违反者，请举报至院办公室，电话。

8. 我院在每个病区都设立了意见箱，欢迎您及家属对我院工作提出宝贵意见，以及时改进我们的工作和服务。

9. 如果发生医疗纠纷，应保持理智、冷静，按照法律规定的程序进行处理，包括向护士长、科主任或医务部反映、投诉并可与我院协商解决，或申请卫生行政部门调解处理，或向人民法院提起诉讼。但绝不能扰乱正常的医疗工作秩序，损害其他老人的权益，更不能殴打医务人员以及破坏我院的公共设施和财物。

二、在我院就诊中，您应履行的义务

1. 您必须提供真实的个人信息，包括姓名、性别、年龄、身份证、地址、联系方式及报销类别等。如果不使用真实姓名，您就放弃了真实姓名的权益，将由您自行承担由此引发的不良后果。凡冒用他人姓名就医而发生的医疗费用及纠纷等后果自负。

2. 您必须向医护人员详尽如实地提供与您健康有关的一切情况，包括本次患病的基本情况、既往病史、诊治经过、药物过敏史及其他有关详情。凡因隐瞒病情而发生的延误诊治、费用等后果自负。

3. 请您和家属遵守我院的规定和制度，听从医护人员的指导和安排，不要擅自翻阅病历和其他医疗记录，如欲了解病情可向主管医师咨询。

续 表

4. 请您在办理住院手续前携带足够的个人生活用品，入院后如再需要生活用品则应由亲属代办。入院后请您遵守我院规定。住院期间未经医师书面同意请勿擅自离开病区、我院及擅自外宿，以免发生意外，陪护人员尤其要注意。若您擅自离开病区、我院或者外宿而引起的任何意外情况后果自负，我院不承担任何责任。擅自离院超过 1 天视为拒绝治疗，按自动出院处理。老人若因特殊情况需要亲自离院的必须签订外出协议书。

5. 医护人员查房、治疗时间请您不要离开病房。不要在病室内大声喧哗或做其他与诊疗无关且有碍医疗秩序的事情。自觉维护病室内、外环境整洁，严禁在病房内吸烟，不要向窗外倒水和丢东西。

6. 您需要进行特殊检查、特殊治疗、手术时，在医生充分告知的前提下，您应签署知情同意书。文书一经自愿签署，即具有相应法律效力，对您正确行使自己的合法权益具有重要意义。

7. 您应遵从医生的医嘱积极配合治疗、按时出院，出院后，您应该按照医生的医嘱进行活动、休息并且保证定期复诊。

8. 您应及时足额交纳医药费用，如果由于医药费用不到位延误诊疗从而导致不良后果，我院不承担责任。需了解费用可向病区医护人员咨询或到收费处询问。

9. 您不能要求医护人员为您提供虚假医学文书和票据。

10. 住院期间未经主管医师同意您不得擅自到院外就诊、购药、私自请医师来我院会诊及采取其他治疗手段，否则由此发生的不良后果自负。

11. 为确保安全，严禁在病区、病室内吸烟、饮酒，严禁使用电炉、酒精炉、煤油炉、电饭煲、电暖气及其他家用电器，违者将按我院有关规定处理，由此发生的不良后果自负。

12. 为了保障老人生命安全，保证医护人员执行医疗行为，病室及室内卫生间门不得反锁、拴死。

13. 病房为公共场所，老人个人的手提电脑、现金、证件等贵重物品请勿带入病房，如若带入请自行妥善保管，防止丢失，特别是手机等易丢失物品。老人违反规定造成财物损失的，我院不承担赔偿责任。出院时请带走属于您的全部私人物品，否则我院将视为弃物并按弃物处理。

14. 医生根据老人病情开具陪住医嘱。陪住家属应严格遵守我院的相关制度和规定。陪护人员应具备完全民事行为能力，负责对老人的监护。特别是发现老人精神异常擅自离开病区或攀爬窗、栏杆等异常情况时，及时制止、告知和协助医务人员处理。相关问题请咨询主管护人员。老人及亲属请遵守探视制度，未经主管医师同意不得自行留宿、陪床。

15. 请您爱护公共财物，自觉维护我院公共场所卫生、清洁，维护病房安全、安静，请您不要干扰其他老人诊疗。为确保安全、避免意外，请您爱护并按常规使用病房设备，请不要损坏和移动病房设备和擅自更换病房和病床。

16. 我院因限于条件及上级部门要求，对结核等传染病不能诊治，由科室讨论或科室主任以书面形式提出，转专科医院治疗，请您协助我们完成转院工作。

17. 请您尊重医护人员的人格权、人身权。请您不要泄露其他老人的病情和隐私。

18. 住院期间，医务人员根据您的病情需要，实施静脉穿刺，抽血、输液或进行深静脉穿刺和其他体腔内插管等操作时，因老人个体差异的原因，很难保证一次成功而需重复操作，也可能个体差异的原因在输液过程中出现外渗、肿胀疼痛等现象，请理解并积极配合。当然，我们会尽力做到最好。

19. 住院患者应服从主管医生的诊疗方案，如有疑问可向主管医师反映，也可直接向上级医师或病区主任反映，擅自拒绝检查、治疗而引起的一切后果自负。

如违反上述规定引发的一切后果，需由您自行承担责任。

感谢您及家人对我们工作的支持和配合，祝您早日康复！

老人签名：
亲属 / 监护人 / 委托人签名：　　　　　与老人的关系：
联系电话：　　　　　　宣教护士签名：
年　　月　　日

表 9-2　授权委托书

老人姓名 ＿＿＿＿＿ 性别 ＿＿＿ 年龄 ＿＿＿ 床号 ＿＿＿＿ 住院号 ＿＿＿＿＿＿

委托人（老人本人）＿＿＿＿＿＿ 性别 ＿＿＿＿ 年龄 ＿＿＿＿＿

有效证件号码：＿＿＿＿＿＿＿＿＿＿＿＿＿＿＿ 住址 ＿＿＿＿＿＿＿＿＿＿＿＿＿＿

受托人 ＿＿＿＿＿＿ 性别 ＿＿＿＿＿ 联系电话 ＿＿＿＿＿＿＿＿＿＿

有效证件号码：＿＿＿＿＿＿＿＿＿＿＿＿＿＿＿ 住址 ＿＿＿＿＿＿＿＿＿＿＿＿＿＿

与老人关系：□配偶　□子女　□父母　□其他近亲属　□同事　□其他 ＿＿＿＿

本人于 ＿＿＿＿ 年 ＿＿＿＿ 月 ＿＿＿ 日因病住院。本人在住院期间，有关病情的告知以及在诊断治疗过程中需要签署的一切知情同意书，本人郑重委托由 ＿＿＿＿ 作为我的代理人，代为行使住院期间的知情同意权利，并履行相应的签字手续，全权代表本人签字，被委托人的签字视同本人的签字。

委托人签署同意书后所产生的后果，由老人本人承担。

老人签名：＿＿＿＿＿＿＿＿＿＿＿＿（手印）　＿＿＿＿＿ 年 ＿＿＿＿ 月 ＿＿＿ 日

受托人签名：＿＿＿＿＿＿＿＿＿＿＿＿（手印）　＿＿＿＿＿ 年 ＿＿＿＿ 月 ＿＿＿ 日

表 9-3 特殊检查及治疗知情同意书

姓名： 性别： 年龄： 科室： 床号： 住院号：

尊敬的患者、家属或法定监护人、授权委托人：

患者目前的诊断为 _____。

根据病情需要，我们经过认真研究及讨论，拟对患者进行如下诊疗项目：

1._____

2._____

进行上述诊疗项目的目的在于 _____

如果上述诊疗项目不能及时进行，可能会影响患者的诊断和治疗，不利于患者康复，甚至延误病情，危及生命。上述诊疗项目实施前我们将尽可能做充分准备，但仍然存在如下并发症及风险：

1.

2.

3.

4.

5.

6.

7.

患者知情选择同意：

□我的医师已经告知我将要进行的诊治项目的方式、此诊疗过程中及以后可能发生的并发症和风险、可能存在的其他诊疗方法并且解答了我关于此次诊疗的相关问题。

□我同意在诊疗过程中医师可以根据我的病情对预定的诊疗方式做出调整。

□我理解我的诊疗可能需要多位医师共同进行。

□我并未得到诊疗百分之百成功的许诺。

□我理解此诊疗项目可能存在有些不常见的风险未在此列出。

□我同意承担此诊疗项目的费用。

□我授权医师对诊疗过程中切除、穿刺取得的病变器官、组织或标本进行处置，包括病理检查、细胞学检查和医疗废物处理等。

签名 签名日期 年 月 日

如果患者无法签署知情同意书，请其授权的亲属在此签名：

授权亲属签名 与患者关系 签名日期 年 月 日

知情选择不同意：

我（或是老人的法定监护人、授权委托人、亲属）已年满 18 周岁且具有完全民事行为能力，我拒绝或放弃医院对我的医学治疗服务。医护人员已经向我解释了接受医疗措施对我的疾病治疗的重要性和必要性，并且已将拒绝或者放弃医学治疗的风险及后果向我做了详细的告知。我仍然坚持拒绝或放弃医学治疗。我自愿承担拒绝或放弃医学治疗所带来的风险和不良后果。我拒绝或放弃医学治疗产生的不良后果与医院及医护人员无关。

签名 签名日期 年 月 日

如果患者无法签署知情同意书，请其授权的亲属在此签名：

授权亲属签名 与患者关系 签名日期 年 月 日

医生陈述：

我已经告知患者将要进行的诊疗方式、此次诊疗过程中及以后可能发生的并发症和风险、可能存在的其他治疗方法并且解答了患者关于此次手术的相关问题。

医生签名 签名日期 年 月 日

表 9-4　胃管置入术知情同意书

姓名：	性别：	年龄：	床号：	住院号：

病情介绍和治疗建议：
医务人员已告知我患有 _____，需要进行胃管置入术
胃管置入术目的：
□洗胃：以清除胃内毒物，减少毒物吸收
□鼻饲：患者不能由口进食物、水和药物，为保证老人能摄入足够的蛋白质与热量及治疗中所需服用的药物
□胃肠减压：利用吸引的原理，帮助患者将积聚于胃肠道内的气体和液体排出，从而降低胃肠道内的压力及张力
胃管置入术可能出现的风险和并发症：
我理解在插胃管过程中和留置期间，可能出现以下风险和并发症，尤其是对患有心脑血管疾患、胃溃疡、食管静脉曲张及食管肿瘤等患者，风险性可能加大，严重者可危及患者生命
1. 鼻腔出血
2. 恶心、呕吐，甚至造成误吸或窒息
3. 刺激迷走神经引起心律失常甚至呼吸心搏骤停
4. 各种原因导致的插管失败、咽喉部黏膜损伤
5. 可导致胃出血或胃穿孔
对于上述可能发生的风险和意外，医护人员会采取积极全面的预防措施；我理解根据我个人的病情，我可能出现上述所交代并发症以外的风险，一旦发生医护人员会采取积极的应对抢救措施
患者或其家属知情选择：
医务人员已向我告知此项操作可能发生的并发症和风险，我并未得到操作百分之百成功的许诺。如拒绝实施，可造成病情加重，甚至导致生命危险
签名　　　　　　　　　　签名日期　　　年　　　月　　　日 如果患者无法签署知情同意书，请其授权的亲属在此签名： 授权亲属签名　　　　　　与患者关系　　　签名日期　　　年　　　月　　　日
医务人员陈述 我已经告知患者将要进行的操作可能发生的并发症和风险并且解答了老人关于此项操作的相关问题。 医务人员签名　　　　　　签名日期　　　年　　　月　　　日

表 9-5　导尿术知情同意书

姓名：	性别：	年龄：	床号：	住院号：

病情介绍和治疗建议：

医务人员已告知我患有　　　　　，需要进行导尿术

导尿术目的：

□腹部手术前：排空膀胱，避免手术中误伤

□尿失禁或会阴部损伤：保持局部干燥，感觉舒适

□抢救休克和危重老人时：准确记录尿量、比重，纠正休克和肾功能状况

□泌尿系统疾病术后：促使膀胱功能恢复及切口愈合

□做尿细菌培养，测量膀胱容量

□为尿潴留患者引流尿液，以减轻痛苦

□充盈膀胱，为检查做准备

导尿术可能出现的风险和并发症

我理解在插尿管和留置导尿管过程中，可能出现以下风险和并发症：

1. 泌尿系统感染

2. 尿道机械性损伤

3. 拔管受阻

4. 术后尿道狭窄

5. 膀胱结石

对于上述可能发生的风险和意外，医护人员会采取积极全面的预防措施；我理解根据我个人的病情，我可能出现上述所交代并发症以外的风险，一旦发生医护人员会采取积极的应对抢救措施

患者或其家属知情选择：

医务人员已向我告知此项操作可能发生的并发症和风险，我并未得到操作百分之百成功的许诺。如拒绝实施，可造成病情加重，甚至导致生命危险

签名　　　　　　　　签名日期　　年　　月　　日
如果老人无法签署知情同意书，请其授权的亲属在此签名：
授权亲属签名　　　　与患者关系　　　签名日期　　年　　月　　日

医务人员陈述：　我已经告知话只能将要进行的操作可能发生的并发症和风险并且解答了老人关于此项操作的相关问题。
医务人员签名　　　　签名日期　　年　　月　　日

表 9-6　康复治疗知情同意书

谈话时间：＿＿＿＿＿＿＿　谈话地点：＿＿＿＿＿＿＿　谈话医师：＿＿＿＿＿＿

患者（委托人）姓名：＿＿＿＿＿＿＿　委托人与患者关系：＿＿＿＿＿＿

谈话记录：

1. 姓名 ＿＿＿＿＿＿　性别 ＿＿＿　年龄 ＿＿＿＿＿＿　病区 ＿＿＿＿＿

床号 ＿＿＿＿＿＿　住院号 ＿＿＿＿＿＿＿

2. 病情诊断：＿＿＿＿＿＿＿＿＿＿＿＿＿＿＿＿＿＿＿＿＿＿＿＿＿＿＿＿＿＿

3. 拟施治疗方案：＿＿＿＿＿＿＿＿＿＿＿；时间：＿＿＿＿ 分钟，每日 ＿＿ 次

　　合理科学的康复治疗不会给患者带来危险，患者刚开始介入康复治疗时可能会出现稍疲劳、心慌等不适，属正常现象，休息后可自然缓解。在康复治疗过程中，由于患者自身疾病的原因，如高血压、糖尿病、心脏病等疾病的复发或加重，可能会令患者出现病情加重、残疾或死亡等意外情况。因老年人病情不断变化，治疗过程中上述治疗方案可能需做适当的调整。

　　4. 治疗中可能出现的主要并发症和意外情况（相应□中打"√"）：

□ 脑卒中复发

□ 心脏病复发

□ 血压波动

□ 糖尿病加重

□ 较大范围脑梗死患者出现脑出血

□ 其他

以上情况可能很轻微，也可能很严重，甚至导致残疾或死亡。

　　5. 治疗过程须服从医务人员的安排。如有不服从医务人员安排，影响本人及其他患者治疗或影响治疗工作正常进行的情况发生，当班人员有权暂停患者治疗。

　　6. 患方意见：经医师告知，我已经了解上述情况并表示理解。由于病情需要，我同意接受康复治疗，并承担相应的风险。

　　　　患者（委托人）签名 ＿＿＿＿＿＿＿　　　　经治医师签名 ＿＿＿＿＿＿＿

　　　　　　　　年　　月　　日　　　　　　　　　　　年　　月　　日

表 9-7　拒绝治疗告知书

姓名：	性别：	年龄：	科别：	住院号：

尊敬的患者、家属或法定监护人、授权委托人：

根据患者目前的疾病状况，医师认为患者应当接受治疗，并建议患者接受适当的医疗措施

但是患者现在拒绝或者放弃我院医护人员建议的以下医疗措施，　　　　　　　　　　　　　　　　特此

告知可能出现的后果，请患者、家属或法定监护人、授权委托人认真斟酌后决定。

1. 拒绝或放弃医学治疗，在我院原有的治疗中断，有可能导致病情反复甚至加重，从而为以后的诊断和治疗增加困难，甚至使原有疾病无法治愈或者使患者丧失最佳治疗时机，也有可能促进或者导致患者死亡

2. 拒绝或放弃医学治疗，在我院原有的治疗中断，有可能出现各种感染或使原有的感染加重、伤口延迟愈合、疼痛等各种症状加重或症状持续时间延长，增加患者的痛苦，甚至可能导致不良后果

3. 拒绝或放弃医学治疗，在我院原有的治疗中断，患者有可能会出现某一个或者多个器官功能减退、部分功能甚或全部功能的丧失，有可能诱发患者出现出血、休克、其他疾病和症状，甚至产生不良后果

4. 拒绝或放弃医学治疗有可能导致原有的医疗花费失去应有的作用

5. 拒绝或放弃医学治疗有可能增加患者其他不可预料的风险及不良后果

患者、家属或法定监护人、授权委托人意见：

我（或是患者的监护人）已年满 18 周岁且具有完全民事行为能力，我拒绝或放弃医院对我的医学治疗服务。医护人员已经向我解释了接受医疗措施对我的疾病治疗的重要性和必要性，并且已将拒绝或者放弃医学治疗的风险及后向我做了详细的告知。我仍然坚持拒绝或放弃医学治疗

我自愿承担拒绝或放弃医学治疗所带来的风险和不良后果。我拒绝或放弃医学治疗产生的不良后果与医院及医护人员无关

患者签名　　　　　　　　签名日期　　　年　　月　　日

如果患者无法签署知情同意书，请其授权的亲属在此签名：

授权亲属签名　　　　　　与患者的关系　　　　　签名日期　　　年　　月　　日

医护人员陈述：

我已经将患者继续接受医学治疗的重要性和必要性以及拒绝或者放弃治疗的风险及后果向患者、家属或法定监护人、授权委托人告知，并且解答了关于拒绝或者放弃治疗的相关问题

医护人员签名　　　　　　签名日期　　　年　　月　　日

表 9-8 自动出院或转院告知书

姓名：	性别：	年龄：	科别：	住院号：

尊敬的患者、患者家属或患者的法定监护人、授权委托人：

根据患者目前的疾病状况，医师认为患者应当继续留住我院接受治疗，但是患者现要求自动出院或转院，特此向患者、家属或法定监护人、授权委托人告知患者出院或转院可能出现的风险及不良后果：

1. 自动出院或者转院，在我院原有的治疗中断，有可能导致病情反复甚至加重，从而为以后的诊断和治疗增加困难，甚至使原有疾病无法治愈或者使患者丧失最佳治疗时机，也有可能促进或者导致老人死亡

2. 自动出院或者转院，在我院原有的治疗中断，有可能出现各种感染或使原有的感染加重、伤口延迟愈合、疼痛等各种症状加重或症状持续时间延长，增加患者的痛苦，甚至可能导致不良后果

3. 自动出院或者转院，在我院原有的治疗中断，患者有可能会出现某一个或者多个器官功能减退、部分功能甚或全部功能的丧失，有可能诱发患者出现出血、休克、其他疾病和症状，甚至产生不良后果

4. 自动出院或者转院有可能导致部分检查或治疗重复进行，有可能导致诊治费用增加

5. 自动出院或者转院有可能增加老人其他不可预料的风险及不良后果

患者、家属或法定监护人、授权委托人意见：

我（或是患者的监护人）已年满 18 周岁且具有完全民事行为能力，我拒绝医院的医疗诊治服务，并在违背医护人员意见的情况下离开该我院。医护人员已经向我解释了医疗诊治对我的疾病的重要性和必要性，并且已将自动出院或者转院可能出现的风险及后果向我做了详细的告知。我仍然坚持离开该院。我自愿承担自动出院或转院所带来的风险和不良后果。我自动出院或转院产生的不良后果与该院及医护人员无关

老人签名　　　　　　　签名日期　　　年　　　月　　　日

如果患者无法签署知情同意书，请其授权的亲属在此签名：

授权亲属签名　　　　　与老人关系　　　签名日期　　　年　　　月　　　日

医护人员陈述：

我已经将患者继续留住我院接受治疗的重要性和必要性以及自动出院或者转院所带来的风险及后果向患者、家属或老人的法定监护人、授权委托人告知，并且解答了关于自动出院或者转院的相关问题。

医护人员签名　　　　　签名日期　　　年　　　月　　　日

表 9-9 病危（重）通知书

姓名 _____ 性别 _____ 年龄 _____ 床号 _____ 住院号 _____

尊敬的患者家属或法定监护人、授权委托人：

您好！您的家人 _____ 现在我院 _____ 科住院治疗。

目前诊断为 _____

虽经医护人员积极救治，但目前患者病情危重，并且病情有可能进一步恶化，随时会出现以下一种或多种危及患者生命的并发症：

1. 肺性脑病，严重心律失常、心力衰竭、心肌梗死、高血压危象。

2. 上消化道出血导致出血性休克、脑出血、脑梗死、脑疝。

3. 感染中毒性休克、过敏性休克、心源性休克。

4. 弥散性血管内凝血（DIC）。

5. 多器官功能衰竭。

6. 糖尿病酮症酸中毒、低血糖性昏迷、高渗性昏迷。

7. 其他。

上述情况一旦发生会严重威胁患者生命，医护人员将会全力抢救。如您还有其他问题和要求，请在接到本通知后主动找医生了解咨询。请您留下准确的联系方式，以便医护人员随时与您沟通。

此外，限于目前医学技术条件，尽管我院医护人员已经尽全力救治患者，但仍存在因疾病原因患者不幸死亡的可能。请患者家属予以理解。

患者的法定监护人、授权委托人意见：

关于患者目前的病情危重、可能出现的风险和后果以及医护人员对于患者病情危重时进行的救治措施，医护人员已经向我详细告知。我了解了患者病情危重，并 _____（"同意"或"不同意"）医护人员进行有创救治措施，我 _____（"同意"或"不同意"）使用药物进行救治，对所发生的一切后果我们自行承担责任。

患者授权亲属签名 _____ 与患者的关系 _____ 签名日期 _____ 年 ____ 月 ____ 日

医护人员陈述：

我已经将患者目前的病情危重、可能出现的风险和后果以及医护人员对于老人病情危重时进行的救治措施向患者家属或老人的法定监护人、授权委托人详细告知。

医护人员签名 _____ 签名日期 _____ 年 ____ 月 ____ 日

表 9-10　社会基本医疗保险自费自负项目知情同意书

医院名称：　　　　科室名称：　　　　　住　院　号：

姓　　名：　　　　性　　别：　　　　　床　位　号：

临床诊断：　　　　谈话日期：　　　　　谈话地点：

病友您好！非常感谢您对我院医护人员工作的信任和支持。

一、在参保患者住院期间，医生根据患者的病情，需要使用以下基本医疗保险基金不予支付或部分支付的药品、诊疗项目、医用耗材，请您充分了解所用药品、诊疗项目、耗材的作用、不良反应及需要个人承担的费用情况，认真阅读以下条文中医生所填写内容，如果您明白无误并同意使用，请签字确认。

参保患者需要使用的基本医疗保险基金不予支付或部分支付的药品、诊疗项目或高值医用耗材为：

名称　规格　单价　基金支付（%）拟用数量　基金支付限额　个人承担金额

1._____

2._____

3._____

4._____

5._____

以上自费或自负医疗服务项目的费用合计为 _____ 元。

二、医患双方的共识

1.医疗机构及医务人员尊重参保患者的选择权。

2.参保患者已向经治医师咨询并得到解答。经自主选择，由我院提供以上自费部分或部分自负医疗服务。

3.参保患者已了解此类服务属医保基金不予支付或部分支付，发生的费用保证愿意个人承担。

4.本知情同意书经双方慎重考虑并签字后生效。其内容为双方真实意思的表示，并确认医方已履行了告知义务，患方已享有知情、选择及同意的权利，将受我国有关法律保护。

5.本同意书一式二份，医患双方各执一份。

参保患者（其监护人或委托人）签名：　　　　　经治医师签名：

监护人或委托人与参保人关系：

　　　　　　　年　月　日　　　　　　　　　　年　月　日

（蒋　为）

第 10 章

护理院预防保健与相关管理制度

第一节 概 述

一、定义

（一）预防

1. 预防 是指预先做好事物发展过程中可能出现偏离主观预期轨道或客观普遍规律的应对措施，通俗讲就是事先防备。

2. 三级预防

（1）一级预防：又称病因预防，主要是针对致病因子采取的措施，也是预防疾病的发生和消灭疾病的根本措施，例如，小儿麻疹疫苗的接种，可以预防麻疹的发生，属于一级预防。

（2）二级预防：又称"三早"预防，即早发现、早诊断、早治疗，它是阻止病程进展、防止蔓延的主要措施。例如，单位组织体检，某人经超声检查，发现有甲状腺癌，医院采用外科手术切除了双侧甲状腺，并辅以放疗，达到临床治愈，属于二级预防。

（3）三级预防：又称临床预防，是在疾病的临床期为了减少疾病的危害而采取的措施，可以防止伤残和促进功能恢复，提高生命质量，延长寿命，降低死亡率。例如，卒中患者的康复治疗，晚期癌症患者的姑息治疗等，均属于三级预防。

（二）保健

保健是指为保持和增进人们的身心健康而采取的有效措施，预防由工作、生活、环境等引起的各种疾病的发生。例如，老年人的保健要点有合理膳食、戒烟限酒、心情愉快、适当运动、积极自信、适当保暖、经常补钙等。

（三）健康教育

健康教育是指通过有计划、有组织、有系统的社会教育活动，使人们自觉采纳有益于健康的行为和生活方式，消除或减轻影响健康的危险因素，预防疾病，促进健康，提高生活质量，并对教育效果做出评价，其核心是教育人们树立健康意识。例如，临床医师去社区给退休老人开办健康知识讲座，属于健康教育范畴。

二、预防保健与健康教育的意义

1. 通过预防保健和健康教育可以大大减少疾病的发生，提高社会公众的健康水平，减少医疗费用支出，为社会创造更多财富，并且可以降低死亡率，延长人类的寿命。

历史上天花曾经夺去了数千万人的生命，琴纳发明了天花疫苗，在全世界进行预防接种，从而在地球上彻底消灭了天花，这是疾病预防最成功的案例之一。通过健康教育，人们树立了正确的生活方式，可以大大减少疾病的发生。比如对社会公众进行有关艾滋病的健康教育，教育他们杜绝不洁性行为与静脉吸毒，可以大大减少艾滋病的发生。

目前导致人们死亡的最主要原因有癌症、心脑血管疾病等。这些慢性病目前很难治愈，它们的发生绝大多数与不健康的生活方式有关。通过健康教育，采取预防保健措施，可以大大减少发病，降低死亡率。

2. 预防保健与健康教育是一项投入少而产出多的事业。比如我们可以通过接种卡介苗来预防肺结核，接种卡介苗的费用与治疗肺结核的费用相比，实在是九牛一毛。而很多情况下，预防保健几乎没有成本。人们常说，一分预防胜似十二分治疗，就是这个道理。

健康教育与预防保健两者是互相促进的关系，健康教育是预防保健的前提和基础，通过健康教育学到了好多预防保健知识；而采取预防保健措施又是健康教育的目的和结果，两者是相辅相成的，是"知、信、行"的统一。

第二节　预防保健及健康教育岗位职责与制度

一、岗位职责

（一）预防保健岗位职责

1. 认真贯彻"预防为主"的卫生工作方针。

2. 负责本院职工保健工作，定期组织本院职工健康体检，提出保健和防护措施，建立职工个人健康档案。

3. 负责医院的健康教育工作，督促、指导临床各科室开展健康教育与健康促进工作。经常深入病区，开展有关癌症、冠心病、高血压、卒中、糖尿病等慢性病防治方面的知识讲座。

4. 负责医院传染病管理工作，及时收集、报告传染病疫情、突发公共卫生事件信息，协助疾病预防控制机构开展流行病学调查、标本采集等工作，定期做好有关传染病知识的培训。

5. 负责死亡病例的网上报告，并按上级要求开展死因调查，组织相关内容的知识培训。

6. 根据上级指示，组织对恶性肿瘤、高血压等慢性病登记报告。

7. 加强与疾病预防控制机构及院内各临床科室的联系、协调，共同做好疾病预防工作。

8. 落实各项规章制度，遵守劳动纪律，秉公办事，奖罚分明。

9. 完成护理院领导交给的其他工作任务。

（二）健康教育岗位职责

1. 在分管院长的领导下，负责全院健康教育工作的组织、协调、管理。

2. 开展对全院医护人员的健康教育技能培训，进行指导、检查、考核。

3. 根据医院健康教育工作的需要，拟定相关的健康教育材料。

4. 组织实施健康教育讲座，普及疾病预防控制、健康与保健知识。

5. 开展对住院老人健康知识与健康行为的检查与评估，提高健康知识知晓率和健康行为形成率。

6. 对住院老人进行主要卫生问题及主要危险因素的调查研究，有针对性地开展健康教育与健康促进工作。

7. 负责开展精神卫生健康、残疾预防与康复的健康教育。

8. 负责健康教育宣传栏或板报的定期更换。

9. 利用网络与健康咨询热线电话，开展对社区居民的健康知识教育。

10. 负责健康教育工作资料的收集与留存工作，建立规范的工作台账，接受上级健康教育专业机构的业务技术指导与考核。

二、规章制度

（一）预防保健规章制度

1. 贯彻预防为主的方针，负责做好本院的预防保健工作，制订工作计划，并组织实施，年终做好总结。

2. 督促、检查、指导本院的爱国卫生运动，健全卫生管理制度。

3. 定期检查食堂卫生和食品卫生，预防肠道疾病。

4. 负责本院的传染病、突发性公共卫生事件管理，发现法定传染病病例，在国家规定的时间内网上报告，并协助护理院感染管理科，对传染病患者进行消毒隔离等工作。

5. 根据上级安排，组织对恶性肿瘤、高血压等慢性病登记报告。

6. 负责护理院传染病疫情报告、恶性肿瘤报告、慢性病报告的指导、检查及考核，并与医院绩效考核挂钩。

7. 对本院工作人员进行健康教育技能培训，提高其健康教育能力。

8. 对住院患者进行健康教育，努力增强其防病意识，改变不良的生活习惯。

9. 做好本院职工保健工作，负责本院职工生病的诊治、病休、会诊和住院等，建立本院职工健康档案；定期组织本院职工体检，协助疾控部门做好放射科工作人员放射性物质含量测定。

10. 建立工作台账。

（二）健康教育规章制度

1. 健康教育工作由预防保健科负责，其主要任务是领导、组织、协调全院的健康教育工作，将其纳入医院日常工作和医院绩效考核体系。

2. 各科室的科室主任是科室健康教育第一责任人，应指定专人负责本科室健康教育工作。

3. 预防保健科要对全院工作人员进行健康教育技能培训，提高其健康教育水平。

4. 护理院健康教育工作主要针对住院患者及其家属进行，包括入院教育、治疗过程中教育和出院教育。

5. 对住院老人进行健康教育包括以下几个过程。

（1）首先对住院老人的健康状况进行评估。

（2）根据评估情况，针对不同对象、不同季节、不同健康问题选择不同的健康教育内容，并制订出健康教育计划。

（3）相关人员要对健康教育内容进行充分准备，要注重科学性、实用性、趣味性，以满足老人的需要。

（4）认真组织实施，采取不同的健康教育方式，包括宣传栏、报纸、广播、电视、网络、集中授课、小组讨论、个别教育等。

6.印制健康教育处方，发给患者，提高他们健康知识知晓率。

7.积极开展院外健康教育活动，定期向市民传授传染病、慢性病防治方面的知识。同时，要通过送医下乡、医疗咨询等活动，增强社区居民健康意识，提高预防保健水平。

8.通过对住院患者健康知识知晓率的测试，对科室健康教育的开展情况进行评价，不断提高健康教育的效果。

9.妥善保管健康教育原始文字、图片、影像资料等，建立完备的工作台账，以便上级主管部门检查。

（陈　飞）

附 录

国家有关养老政策法规文件

一、《养老机构管理办法》（中华人民共和国民政部令第 49 号）

二、《关于加快发展养老服务业的若干意见》（国发〔2013〕35 号）

三、《关于推进医疗卫生与养老服务相结合的指导意见》（国办发〔2015〕84 号）

四、《关于做好医养结合服务机构许可工作的通知》（民发〔2016〕52 号）

五、《关于开展长期护理保险制度试点的指导意见》（人社厅发〔2016〕80 号）

六、《"健康中国 2030" 规划纲要》

七、《国务院关于加快发展康复辅助器具产业的若干意见》（国发〔2016〕60 号）

八、《关于加快推进养老服务业放管服改革的通知》（民发〔2017〕25 号）

九、《智慧健康养老产业发展行动计划（2017-2020）》（工信部联电子〔2017〕25 号）

十、《养老机构等级划分与评定》（GB/T 37276—2018）

十一、国务院办公厅关于推进养老服务发展的意见（国办发〔2019〕5 号）

十二、《城企联动普惠养老专项行动实施方案（试行）》（发改社会〔2019〕333 号）

十三、《关于开展老年护理需求评估和规范服务工作的通知》（国卫医发〔2019〕48 号）

十四、《养老机构服务安全基本规范》（GB38600—2019）